让健康根植于生活

脑卒中那些事儿

主 编：陈 晨

副主编：唐新宇 马义鹏 杨 婷

科学技术文献出版社

·北京·

图书在版编目（CIP）数据

脑卒中那些事儿 / 陈晨主编. —北京：科学技术文献出版社，2021. 6
（2024.12重印）
ISBN 978−7−5189−7671−3

Ⅰ. ①脑…　Ⅱ. ①陈…　Ⅲ. ①脑血管疾病—防治—问题解答
Ⅳ. ① R743−44

中国版本图书馆 CIP 数据核字（2021）第 037631 号

脑卒中那些事儿

策划编辑：王黛君 责任编辑：张凤娇 王黛君 责任校对：王瑞瑞 责任出版：张志平

出　版　者	科学技术文献出版社
地　　　址	北京市复兴路15号　邮编　100038
编　务　部	（010）58882938，58882087（传真）
发　行　部	（010）58882868，58882870（传真）
邮　购　部	（010）58882873
官 方 网 址	www.stdp.com.cn
发　行　者	科学技术文献出版社发行　全国各地新华书店经销
印　刷　者	北京虎彩文化传播有限公司
版　　　次	2021 年 6 月第 1 版　2024 年12月第 4 次印刷
开　　　本	880×1230　1/32
字　　　数	152千
印　　　张	8.75
书　　　号	ISBN 978−7−5189−7671−3
定　　　价	49.80元

编 委 会

序 一

　　我国是世界上老年人口最多的国家，且近 1.8 亿老年人患有慢性疾病，患有一种及一种以上慢性疾病的比例高达 75%，失能、部分失能的老年人约 4000 万。脑血管病具有高患病率、高致残率、高复发率和高死亡率的特点，也是引起中老年患者失能的主要疾病之一，为社会带来了沉重的经济负担。高血压、血脂异常、糖尿病、肥胖、吸烟、缺乏体力活动、不健康的饮食习惯等是脑血管疾病主要的且可以改变的危险因素。然而，我国中老年人对这些危险因素的知晓率、控制率还不够高。当出现急性脑卒中的先兆时，还有相当一部分患者缺乏发病初期正确的自救措施及紧急就医的意识。

　　为了提升居民的健康素养，国家正在积极推进《健康中国行动》。其中"心脑血管疾病防治行动"强调了推进"三高"（高血压、高血糖、高血脂）共管，开展超重和肥胖、血压和血糖增高、

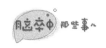

血脂异常等高危人群的患病风险评估和干预指导。

很欣慰能看到《脑卒中那些事儿》的出版，本书在如何识别脑卒中、预防脑卒中、治疗脑卒中及脑卒中预后的各个环节用问答形式，图文并茂地向大众介绍脑卒中的相关科普知识。让更多人了解脑卒中，做到早发现、早诊断、早治疗，让脑卒中的防治关口前移，降低脑卒中带来的致死率、致残率。

每个人都是自己健康的第一责任人，了解并关注脑卒中相关的科普知识，才能防病于未然，治病于及时，健康在平时。

中华医学会科学普及分会主任委员　郭树彬

序 二

　　随着时代的变迁和生活水平的提高，脑卒中已成为威胁人类生命健康的重大公共卫生问题之一。我国是脑卒中危险因素暴露水平较高的国家，发病率也在快速上升，全国现有 1300 余万成年脑卒中患者。目前，脑卒中已成为导致我国患者死亡和伤残最重要的疾病，给患者个人、家庭及整个社会带来了巨大的负担。

　　本书以脑卒中患者及其家属为对象，以问答的形式展开讨论，结合国内外最新进展，全面介绍了脑卒中的病因、症状、诊断、治疗、康复等方面的科学知识。各章节力争形式简明而内容丰富，兼备科学性和普及性。编者通过举例、比喻、漫画等方式使内容生动形象，深入浅出地阐述脑卒中的各方面知识，为患者及其家属提供操作性强、简便易实施的自我救治方法和技巧。

　　本书旨在帮助基层医务工作者、脑卒中患者及其家属、专业陪护人员等了解脑卒中的科学知识，了解脑卒中的预警信号及如

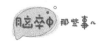

何帮助脑卒中患者调整心态，从而早发现、早治疗，使患者得到更好的治疗和恢复。事实上，脑卒中一直困扰着此类疾病患者的生活，本书翔实、全面地介绍了脑卒中，告诉读者为什么大脑的正常运转会被打断，从而出现各种功能障碍。编者也适当讨论了诊断和治疗，以便基层医务人员、患者及其家属能够了解如何正确和及时地治疗，以实现患者早日康复，早日回归家庭和社会。

多年的临床经验告诉我们，一位真正明白自己所患疾病的患者能够更好地配合治疗。这本书为患者和医生搭建了一座桥梁，使医患彼此协作，共同抵抗疾病。希望大家通过阅读本书能够了解更多的脑卒中相关知识，并结合自己的情况付诸实践，目标明确，路径正确，一路顺畅地走在脑卒中防治的道路上，走向健康长寿的美好明天。

相信这样一本书籍的出版定会受到欢迎，衷心祝愿《脑卒中那些事儿》的出版取得圆满成功！

首都医科大学宣武医院副院长　郝峻巍

自 序

脑卒中俗称中风，是严重危害我国国民健康的重大慢性疾病，为全球死亡原因的第二大类疾病，是我国国民死亡原因的第一大类疾病。我国目前现有脑卒中患者约 1300 万人，每年新发脑卒中约 200 万人，每年死于脑卒中者约 150 万人，其中 80% 为缺血性脑卒中患者。脑卒中已成为危害中老年人健康与生命的主要疾病。由于普通群众对于脑卒中的认识仍有很大不足，脑卒中发生后如何长期用药、何时复查、康复注意事项等脑卒中应该关注的问题成为我们科普宣教的重要事项。由于识别脑卒中、预防脑卒中、治疗脑卒中及脑卒中预后的各个环节还存在很大的认识问题，这些问题的持续存在导致脑卒中的复发率高、致残率高。因此，脑卒中的潜在人群、脑卒中的患者及其家属、专业陪护人员如何预警本病，早发现、早治疗，如何调整好患者的心理，得到更好的治疗和恢复，是我们现在工作的重心。

近几年随着短视频的兴起，我们团队在短视频平台进行医学科普工作。医学科普对减少疾病的发病率、致残率非常重要，但是网络平台的普及具有局限性，如一些词汇的应用不专业和篇幅受限等，很多知识的传播也具有一定的片面性。因此，我们团队开始着手撰写科普图书"那些事儿"系列，本书是该系列图书的第一部。

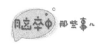

本书的目的在于向广大人民群众详细介绍脑卒中相关知识，出版一本图文并茂、简明易懂的脑卒中科普图书，以深入浅出的形式介绍知识，让脑卒中的患者和家属了解什么是脑卒中，怎么帮助脑卒中患者早日康复，回归社会。也向一些可能具有潜在脑卒中风险的人群介绍脑卒中，让大家早发现、早诊断、早治疗，降低脑卒中所带来的高致残率和高死亡率，具有较高的现实意义。

本书是一本内容丰富、新颖，实用性强的医学科普书籍，很容易使读者产生极大的阅读兴趣，适合于神经内科初级医师及广大患者朋友阅读、学习、参考。我们希望它能被放在读者的床头，随时翻阅，使大家从中获益。

在本书即将付梓之际，我们诚挚地感谢科学技术文献出版社对本书的支持，感谢许多关怀本书的同道在编写方法、选题立意等方面提出的宝贵意见，更要感谢各位编者的辛勤努力，正是在他们的策划和帮助下本书才能从设想变成现实！本书还得到了山西省科技厅（项目编号：201601D011098）、山西医科大学（项目编号：ZDJB201901）、山西省科学技术协会2020年科普课题的基金支持，在此表示感谢！

本书的编写如果有不妥之处，我们也衷心地希望得到专家和读者的批评和指正。

编　者

目 录

第一章　脑卒中新知

第三章 脑卒中的常用药物

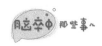

第六章　脑卒中的生活调理

第七章　脑卒中的康复治疗

第一章　脑卒中新知

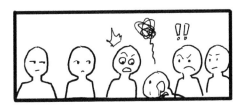

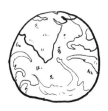

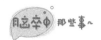

什么是脑卒中?

　　1921 年下半年开始，列宁同志的身体逐渐恶化，医生怀疑是 1918 年他遇刺的时候体内遗留的弹片所致，所以在 1922 年进行了手术治疗，结果手术后效果并不明显。1922 年 5 月，列宁第一次出现了脑卒中，表现为右侧的手和脚活动不灵活，说话不清楚。

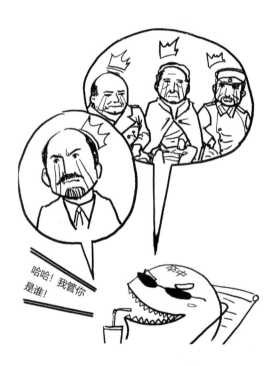

历史惊人地相似，参加第二次世界大战雅尔塔会议的三巨头，罗斯福、丘吉尔、斯大林都先后患了脑卒中。据史料记载，李鸿章、慈禧太后都患有"中风"。那么，什么是脑卒中和中风呢？

脑卒中又称卒中、脑血管意外（CVA），是一种急性脑血管疾病，是由于脑部血管突然破裂或因血管阻塞导致血液不能流入大脑而引起脑组织损伤的一组疾病，包括缺血性脑卒中和出血性脑卒中。缺血性脑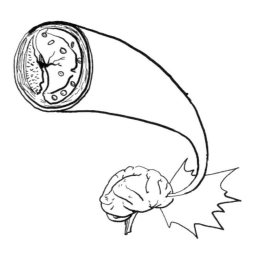卒中的发病率高于出血性脑卒中，占脑卒中总数的70%左右，包括短暂性脑缺血发作和脑梗死。出血性脑卒中包括脑出血和蛛网膜下腔出血。脑卒中起病急骤，来势凶猛，像自然界的风一样，而祖国医学形容风"善行数变""改动莫测"，顾而推名为"中风"。

脑卒中目前是全世界第二大慢性疾病。全世界每6人中，就有1人可能罹患脑卒中；每6秒，就有1人死于脑卒中；每6秒，就有1人因卒中而永久致残。在我国，脑卒中已成为我国第一位

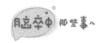

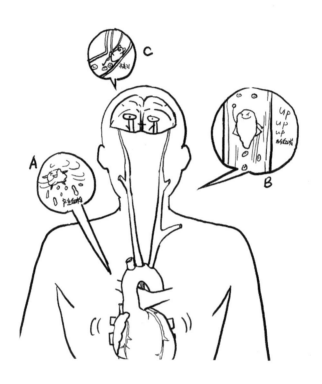

死亡原因，也是中国成年人残疾的首要原因，脑卒中具有发病率高、死亡率高、致残率高、复发率高的"四高"特点。不同类型的脑卒中，治疗方式不同。目前认为，预防是最好的治疗手段，一旦发生脑卒中，应该尽快识别，到就近的卒中中心接受规范化的治疗，以降低脑卒中所导致的致残率和死亡率，同时在脑卒中后遵照医嘱定期复诊，按时服药，合理康复，也可以降低它的高复发率。

脑卒中的原因是什么？

脑卒中原因很多，目前来讲，世界公认的"三高"（高血压、高血脂、高血糖）、吸烟、饮酒、熬夜和其他一些不良嗜好，都能够造成或加速血管的病变，导致血管的闭塞或者破裂，从而出现脑血管的病变。当然也和年龄、种族、遗传、感染等都有一定的关系。

先天性或者遗传性的血管畸形或者炎症，也能够造成脑血管的病变。建议当你有这种倾向的时候，及时发现和治疗炎症、感染，就能预防严重的后果。

吸烟是导致血管硬化的一个非常重要的因素，烟里含有很多化学成分，对循环系统具有明显的刺激作用。烟里的某些成分可以使小血管导致严重的痉挛，尤其长期吸烟会导致小血管严重的弥漫性硬化。

我们都说适量饮酒是有好处的，能够增加循环系统的功能，但是酗酒（过量饮酒）会导致循环系统的紊乱，加速动脉粥样硬化（简称动脉硬化）。尤其严重酗酒，会加速血管硬化，导致严重的脑卒中事件。过度饮酒还能导致其他的神经紊乱、血压升高等，都会加速动脉粥样硬化。

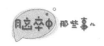

其他一些不良嗜好，如熬夜、玩游戏、打牌，也会增加心脑血管的负担，增加脑血管的紧张程度，加速动脉粥样硬化。还有运动量偏少、不爱活动，也都能够加速心血管病变和心血管疾病的发展。

具体的区别我们会在后面的章节一一道来。

脑卒中先兆都有哪些症状？

唐顺宗李诵是唐朝的第十任皇帝，他做了26年的太子，却因在位期间得了脑卒中，不能说话，被逼退位，在位时间不足200天，也被称为历史上"残疾的皇帝"。还有以色列总理沙龙、日本首相小渊惠三、苏联领导人列宁和斯大林、英国首相丘吉尔、世界卫生组织总干事李钟郁等，均因脑卒中结束了

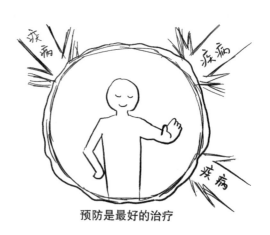

预防是最好的治疗

政治生涯，甚至死于脑卒中。这些历史上的风云人物和平常人一样，一旦得了脑卒中，便很难恢复到像正常人一样的生活和工作。在我国，脑卒中发病率非常高，轻则偏瘫，重则死亡，严重危害人类健康。

尽管脑卒中来得突然，病情凶险，但也不是空穴来风，许多患者在发生脑卒中之前会有这样或那样的"报警"症状，如果能够尽早识别出这些早期症状，就可使脑卒中得到有效的控制，收到事半功倍的效果。

那么，脑卒中先兆都有哪些表现呢？

1. 精神表现

患者的性格一反常态，变得沉默寡言，表情淡漠，不愿与人交流，有时又会变得多语、急躁，容易发脾气，甚至可出现短暂的意识丧失或智力衰退，而且频频打哈欠、睡觉多，总是有睡不完的觉或者整天昏昏沉沉。

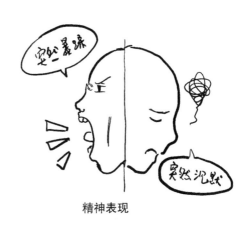

精神表现

2. 语言表现

患者突然出现说话吐字不清或答非所问，这往往是管语言

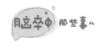

的脑部区域供血不足，神经失灵
引起的，部分患者甚至不会说话，
出现口角歪斜、流口水、不能正
常吃饭和喝水，有的人会伴有面
部发麻、舌头麻、嘴唇麻等，但
一般持续时间短，最长不超过 24
小时。

3. 四肢表现

一侧肢体无力或者活动不灵
活等，比如，有吃饭时筷子掉落
或吸烟时烟头掉落等持物不稳的
表现；走路不稳、走路拖步或者
不明原因的突然跌跤；有的则可
能出现肢体抽动，患者无法独立
行走；有的表现为肢体麻木等异
常感觉。

4. 头面部表现

常见脑卒中的先兆表现就是
反复出现瞬间眩晕，很多时候在
脑卒中发作前的数分钟、数小时
或者数天，感觉眼前的物体在旋

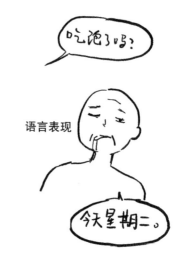

语言表现

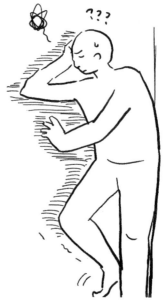

转，几秒后便恢复常态；有的人会出现头痛症状，且这种头痛、头晕的感觉与往常不同；还可能出现单眼突然发黑，看不见东西，几分钟后便完全恢复正常，这是脑缺血引起视网膜缺血所致。正所谓"冰冻三尺，非一日之寒"，大多数的脑卒中患者多多少少都会出现上述某一种或几种先兆症状，如果人们能够意识到这些先兆症状并立刻到医院检查，就可以抓住脑卒中治疗的黄金时期，从而降低脑卒中致残、致死的风险，提高生存质量，减轻家庭及社会的经济负担。

脑卒中快速识别法

脑卒中包括缺血性脑卒中和出血性脑卒中两种。两种情况都应该尽快到医院救治，不要在家自服药物。因为如果不做必要的影像学检查，即使是医生在场，也无法判断属于哪种脑卒中，而两种脑卒中的治疗方案截然不同。所以一旦发生脑卒中，或者怀疑脑卒中就应该及时赶到医院。

快速识别脑卒中，可以采用"FAST"识别法。

F：Face（脸），是否能够微笑，是否感觉一侧面瘫。

A：Arms（胳膊），能否顺利举起双手，是否感觉一只手没

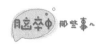

有力气或根本无法抬起。

S: Speech（言语），是否能够顺利对答，是否说话困难或者言语含糊不清。

T: Time（时间），如果你察觉到上述任何一种症状的出现，抓紧拨打急救电话。

我们要谨记脑卒中"12036"：

——"1/2"：半侧身体的麻木或无力；

——"0"："聆"听语言，言语不清，表达困难；

——"3"：脑梗死的静脉溶栓时间窗是3小时；

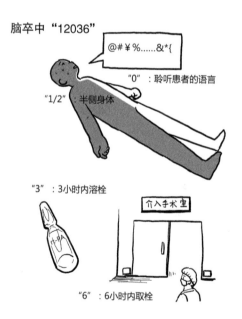

脑卒中"12036"

@#￥%......&*{

"0"：聆听患者的语言

"1/2"：半侧身体

"3"：3小时内溶栓

介入手术室

"6"：6小时内取栓

——"6"：脑梗死的动脉取栓时间窗是 6 小时。

有上述任何"1/2""0"的突发症状，要尽快拨打120，在3～6小时送到就近具有溶栓资质的医院救治。脑卒中的救治是一场生死时速，如果错过急救黄金时间，有可能造成患者残疾，甚至死亡！所以再次强调，一旦出现上述症状，千万不要拖，不要等，第一时间拨打120，送医院救治才是重中之重！不要想等家人回来再说，或是自作主张觉得没有大碍，先观察观察，这样很容易错过最佳治疗时机！

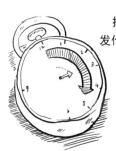

抢救黄金时间：
发作后 3 ~ 6 小时

什么样的人群易患脑卒中？

众所周知，脑卒中已成为影响人类健康的第一大类疾病，其发病率、残疾率、死亡率、复发率均居各类疾病之首。通常我们医学界把容易得脑卒中的因素叫作"危险因素"，把容易发生脑卒中的人叫作高危人群。几乎90%的脑卒中发生在40岁以上的人群，60岁以后发生脑卒中的机会就更多了。研究发现以下五类

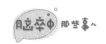

人群容易得脑卒中：

第一类人群：最常见的是"三高一胖"，即高血压、高血糖（糖尿病）、高血脂、肥胖的人。

1. 高血压：随着收缩压／舒张压的增加，发生脑卒中的风险亦随其迅速升高。

2. 糖尿病：糖尿病患者发生脑卒中的风险相对一般人群成倍增加。

3. 心脏病：如前所述，由于各种各样的心脏病都不同程度地减少了脑血流量，且因为心脏微血栓容易脱落，所以心脏病会使发生脑血管疾病的危险性增加。

第二类人群：是常年有不良生活习惯的人。常见的不良生活习惯包括：吸烟、酗酒、暴饮暴食、缺乏运动锻炼等。

第三类人群：曾经患脑卒中、冠心病，目前存在动脉粥样硬化及有脑卒中家族史的人。多数研究认为，家族中有直系亲属为脑卒中患者，发生本病的概率和危险性显著高于无家族史者。

第四类人群：常年患有高同型半胱氨酸血症及高尿酸血症的人。

第五类人群：是比较特殊的人群，包括口服避孕药、绝经后使用雌激素治疗、打呼噜（睡眠呼吸暂停）严重、血液高凝状态、滥用药物、有炎症和感染的人等。

哪些疾病会导致脑卒中？

脑卒中的出现，困扰的不仅仅是患者，患者的亲人、朋友也会非常担心、着急。但是已经患脑卒中了，单单着急是无济于事的，我们要通过这本书介绍的一些防治知识来了解脑卒中，最主要的是预防脑卒中。

哪些疾病会导致脑卒中呢？怎样才能够进行针对性的预防呢？比如，心房颤动、风湿性心瓣膜病、先天性的卵圆孔未闭、亚急性细菌性心内膜炎；又比如，颅内感染、疟疾、梅毒、动脉粥样硬化；再比如，高血压、糖尿病、血液病、烟雾病、动脉瘤等都可以导致脑卒中的发生。这些我们将在后面的内容中做详细的介绍。

心脏疾病与脑卒中有什么关系？

前面我们了解到脑卒中是一种以脑部缺血及出血性损伤为主要临床表现的疾病，依据临床表现分为出血性脑卒中和缺血性脑

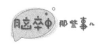

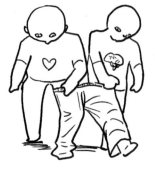

心脑不分家

卒中，其中尤以缺血性脑卒中最为常见。大家都知道心脑不分家，心脏作为人体供血的动力系统，各种类型的心脏疾病都与脑卒中的发生密切相关。心脏疾病引起脑卒中主要通过两种途径：一是心脏的自身病变，如心脏内部产生血栓，通过动力系统进入血液循环，运输至脑部纤细血管产生阻塞造成脑部缺血，也就是我们称之的"心源性脑梗死"；二是严重冠心病所造成的心功能低下，心脏泵血功能减弱，进而影响全身的血液供应，反映在脑部就是脑灌注不足、脑部缺血、血流动力学改变，有利于脑血栓的形成，最终导致脑卒中的发生。心脏和脑是人体最为重要的两个器官，一个是全身的动力系统，一个是全身的指挥系统，任何一个系统的病变都将严重影响患者的生命质量。由于两者息息相关，所以预防心脏疾病所造成的脑卒中，是心脏疾病治疗过程中需要密切关注的一项诊疗措施。

糖尿病与脑卒中有什么关系?

糖尿病作为一种代谢性疾病，它与脑卒中有什么关系呢？这就要从它的发病机制及临床表现说起。糖尿病是由环境因素和遗传因素共

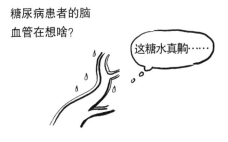

糖尿病患者的脑血管在想啥？

这糖水真驹……

同作用引起的以高血糖为主要特征的临床综合征。它主要是由于胰岛素分泌不足和胰岛素生物利用出现障碍，导致其所作用的葡萄糖含量发生异常，进而影响机体的代谢功能。糖尿病的主要症状表现为大家熟知的"三多一少"，即多尿、多饮、多食、体重减轻。

单纯的糖尿病并不可怕，但是如果血糖长期控制不佳，极易导致严重的并发症。糖尿病目前已经成为仅次于高血压的脑卒中的第二危险因素。因此，糖尿病与脑卒中的关系是：糖尿病是脑卒中的诱因。

糖尿病为什么与脑卒中关系如此密切？这主要是由于糖尿病患者存在胰岛素抵抗及胰岛 β 细胞功能降低，导致机体葡萄糖利

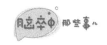

用障碍，造成糖、脂肪和蛋白质代谢异常，葡萄糖、脂肪和蛋白质之间的相互转换，使体内的能量代谢紊乱，大量葡萄糖转化成脂肪，脂肪氧化形成甘油三酯和游离脂肪酸，造成高脂血症，血液黏度增高，加速动脉粥样硬化的形成，这些都是栓子形成的有利因素。当血糖控制出现问题时，将大大增加脑卒中的发病率。因此，对于糖尿病患者来说，良好的血糖控制是预防糖尿病并发症的第一要务。

高血压与脑卒中有什么关系？

高血压作为临床常见的慢性疾病，其患病率和发病率在不同国家、地区和种族之间存在明显的差异。在我国，随着社会经济的飞速发展，人们生活行为方式的改变，高血压的患病人数逐年增加，并逐渐呈年轻化趋势。目前，对于高血压的防治已经到了刻不容缓的地步。

高血压根据发生的原因分为原发性高血压和继发性高血压，我们重点研究的是原发性高血压。高血压不仅有自身的临床症状，高血压持续存在可能会导致多种心血管疾病，并可影响到靶器官（心、脑、肾等）结构和功能的改变，产生多种并发症，其中重要并发症有脑卒中、心肌梗死及肾功能衰竭等。因此，了解高血压如何引起脑卒中对于预防脑卒中具有重要的意义。高血压长期控制不佳的患者，一方面，脑部动脉粥样硬化程度较高，脑部硬化的小动脉在高压血流的不断冲击下会形成许多微小的动脉瘤，当血压突然发生变化时，极易引起这种已经变硬、变薄的血管发生破裂，从而形成出血性脑卒中，即脑溢血；另一方面，高血压长期控制不佳容易造成脑部血管损伤，导致脂质沉积在脑血管壁上，导致动脉粥样硬化，促进斑块的形成，而斑块会造成血管变窄，脑供血减少，出现脑缺血的症状。

动脉粥样斑块有稳定斑块，也叫硬斑块；还有不稳定斑块，也叫软斑块。一般硬斑块比较安全，因为斑块已经钙化，与血管贴合牢固，不易脱落；而软斑块也叫溃疡斑块，易发生脱落，引发心肌梗死、脑卒中。软斑块的形成容易造成栓子脱落，阻塞细小血管形成脑栓塞。由此可见，高血压既可以引起出血性脑卒中，又可以引起缺血性脑卒中。随着高血压发病时间的延长，脑卒中的发病率也会增加。因此，良好的血压管理对于高血压患者预防脑卒中具有重要的临床价值。

随着生活水平的提高，人们对于健康的关注逐渐增加。而对于大多数老年人来说，血压、血糖、血脂及体重的正常可以让老年人享有更健康的晚年。控制好血压对于老年人的好处不言而喻。正常水平的血压在某种程度上可以代表心脏和血管的功能良好，

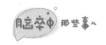

血液循环良好；反之，如果老年人患有高血压，则其可能会患有其他各类疾病，如脑卒中、心力衰竭、冠心病、慢性肾衰竭、主动脉夹层。高血压是导致脑卒中的导火索之一，对于老年人来说，如果能把血压控制好，就相当于降低了脑卒中的发病率。

关于控制血压，除了吃药，我们在日常生活中可以注意以下五点：

1. 减轻体重：尽可能将 BMI 控制在 24 以下。

2. 减少钠盐摄入：每人每天钠盐摄入量不宜超过 6 g，且要补充钾盐；每天吃新鲜蔬菜 400～500 g；喝牛奶 500 mL。

3. 减少脂肪摄入：膳食中的脂肪量应控制在总热量的 25%以下。

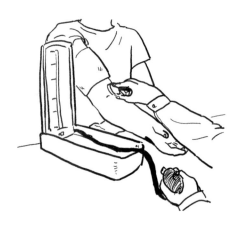

4. 戒烟限酒：完全戒烟，包括二手烟，男性每日饮酒的酒精含量不应超过 25 g，女性减半。

5. 增加运动：每周5～7 次中等强度的有氧运动，如慢跑或步行，每次 20～60 分钟。

高血脂与脑卒中有什么关系？

近 30 年来，我国人群的血脂水平逐步升高，血脂异常患病率明显增加。全国调查结果显示，中国成人血脂异常的总体患病率高达 40.4%；高胆固醇血症、高甘油三酯血症的患病率分别为 4.9%、13.1%。人群血清胆固醇水平的升高将导致 2010—2030 年我国心脑血管事件增加约 920 万例。

研究发现，高血脂与脑卒中有很密切的关系，高血脂患者体内血脂高了之后，很容易发生动脉粥样硬化的危险，进而引起脑卒中、冠心病等一系列的并发症。因此，血脂的高低与脑卒中有着必然的联系。

高血脂与脑卒中之间的关系十分密切。可以说，高血脂是脑卒中发病的一个基础条件，控制血脂是治疗脑卒中的基石，高血脂不及时治疗可能就是脑卒中的导火索。高血脂会引起人体内出现动脉粥样硬化的斑块，如果斑块破裂，那么血栓就形成了。如果血栓顺着血流到了脑部，就容易导致脑卒中，最终导致肢体残疾，甚至死亡。

血脂高的原因都有哪些呢？

首先，是高胆固醇和高饱和脂肪酸的摄入过多。例如，有些

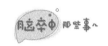

人喜欢吃肥肉和动物内脏，有的人喜欢用猪油或其他动物油炒菜吃，时间长了，血脂就悄悄地升了上去。其次，是不良的生活方式。比如，长期的静坐、酗酒、吸烟、精神紧张或焦虑等，都能引起血脂升高。再次，如果有早发冠心病家族史（直系亲属中男性发病年龄早于 55 岁，女性早于 65 岁），很有可能其本人基因上也有缺陷，天生血管内皮功能不好，同样有可能导致高血脂。不仅如此，年龄的差别也应该引起我们的注意，血管上皮细胞的功能也会随年龄的渐长而退化，当男性超过 45 岁、女性超过 55 岁，就要注意积极防治高血脂。

我们常听说的血脂，一般来讲是血清中的胆固醇、甘油三酯和类脂（如磷脂）等的总称，与疾病密切相关的主要是胆固醇和甘油三酯。在人体内，胆固醇主要以游离胆固醇及胆固醇酯的形式存在；甘油三酯是甘油分子中的 3 个羟基被脂肪酸酯化而形成。血脂不溶于水，必须与特殊的蛋白质即载脂蛋白结合形成脂蛋白才能溶于血液，被运输至组织，然后被利用。临床上血脂检测的基本项目为胆固醇、甘油三酯、低密度脂蛋白和高密度脂蛋白，以上四项也是医生最为关心的血脂代谢指标。因此，高脂血症也就包括高胆固醇血症、高甘油三酯血症、混合型高脂血症、低高密度脂蛋白血症。日常生活中常常提起的也就是这四种血脂异常。

胆固醇占低密度脂蛋白比重的 50% 左右，故低密度脂蛋白浓度基本能反映血液低密度脂蛋白总量。影响总胆固醇的因素也同样影响低密度脂蛋白的水平。低密度脂蛋白增高是动脉粥样硬化发生、发展的主要危险因素。动脉粥样硬化虽然也是慢性炎症性的特征，但低密度脂蛋白很可能是这种慢性炎症始动和维持的基本要素。一般情况下，低密度脂蛋白与总胆固醇相平行，但总胆固醇水平也受高密度脂蛋白水平的影响。因此，我们一般采用低密度脂蛋白作为心脑血管疾病危险性的评估指标。这种血脂属于"坏血脂"中的主要成分，坏事情很多都归罪于它，对于很多人来说它是越低越好，特别是对于脑卒中高危人群。

那么，我们的血脂与脑卒中的病因之一动脉粥样硬化有什么联系呢？

我们可以大体这么分析，人体血浆中所含的脂质包括胆固醇、甘油三酯、磷脂和游离脂肪酸，这些酯类是人体必不可少的营养物质。但如果血脂过多，造成脂质代谢紊乱，血液黏稠度增高，脂类物质在血管壁内膜沉积，逐渐形成小"斑块"，医学上称为"动脉粥样硬化"。这些斑块增多、增大，逐渐堵塞血管，致使血管管腔狭窄，血液流通不畅。如果重要器官的动脉供血不足，就会导致严重后果，如心脑血管动脉粥样硬化，最终导致心脑血管疾病的发生。

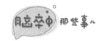

痛风与脑卒中有什么关系?

痛风为嘌呤代谢紊乱或尿酸排泄障碍所致血尿酸增高的一组异质性疾病。以高尿酸血症、痛风性急性关节炎、特征性慢性关节炎和关节畸形等为临床表现。但并不是高尿酸血症就是痛风,高尿酸血症患者只有出现尿酸盐结晶沉积、关节炎和肾结石等时,才能称之为痛风。脑卒中合并痛风在临床上并不常见,通过检索,相关的文献报道较少,中南大学湘雅医院彭健老师、暨南大学医学院附属第二医院的楮晓凡老师等对 150 例痛风患者进行研究,其中合并脑卒中的仅 15 例,发生率为 10%,15 位患者中脑梗死 9 例,短暂性脑缺血发作 4 例,脑出血 2 例,4 例患者系多次患脑卒中,由此可见痛风合并的脑卒中患者以缺血性脑卒中较为常见。中国人民解放军沈阳军区总医院老年医学专家申卫平等研究发现,

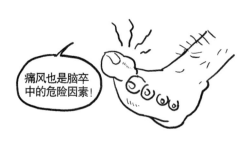

96 例高尿酸血症患者中有 59 例腹主动脉钙化较正常组明显增多,提示高尿酸血症患者较正常人有更多的动脉粥样硬化危险。这

些都提示痛风可能是脑血管疾病的危险因素之一。

　　一些基础研究也提示，痛风与脑卒中在疾病的进展过程中相互促进，相互影响。因此，在脑卒中的诊疗过程中要注意血尿酸浓度的变化，同时痛风患者也要预防脑卒中的发生，对于脑卒中合并痛风患者要避免两种疾病相互影响所导致的患者病情加重，及时检测生化指标对于脑卒中合并痛风患者具有重要意义。

不同类型的脂肪对脑卒中都有什么影响？

　　许多人都认为脂肪对于人体一点好处都没有，其实，任何人体的物质都不能过多或者过少，脂肪对于我们来讲也是有很多重要作用的。脂肪是我们人体储存热量、维持身体健康、构成组织细胞所必需的基本营养物质，也是人体组织细胞的重要组成部分，同时还是从事耐力运动时的主要能源。它沉积于皮下和脏器之间，能保护内脏器官避免受到强烈冲击的伤害，还有隔热、保温、防止热量流失、保持正常体温平衡的作用。不仅如此，脂肪细胞还能产生一种特殊的物质，类似于激素的蛋白质，能够对入侵的病毒做出反应，很像免疫细胞的作用，能够保护人体健康。而且研究发现，脂肪细胞能够帮助胰岛素调节人体的血糖水平，协助免疫系统对癌细胞产生反应，减少癌症发病率。因此，拥有一定水

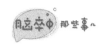

平的脂肪，有益于提高人体的免疫功能。不过，当我们长期"胡吃海喝"时，体内脂肪过多，激素分泌就会失衡，引起一些不利的情况。

那么，脂肪的种类有哪些呢？

脂肪由碳、氢、氧三种元素组成，有的还含有少量的氮和磷。由于它是由一分子甘油和三分子脂肪酸组成，故又称甘油三酯。脂肪的主要成分有两大类，即油脂（脂肪）和类脂（脂肪酸和醇类生成的脂）。脂肪中含有三种脂肪酸，即饱和脂肪酸、单不饱和脂肪酸和多不饱和脂肪酸。其中的一种能调节生理功能，另两种则能减低血液中的有害胆固醇。

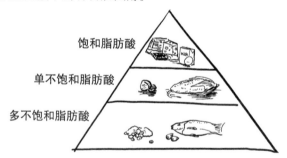

1. 饱和脂肪酸

它参与人体组织细胞、胆汁及一些激素的合成，是人体生理生化活动所必需的。含饱和脂肪酸和胆固醇较多的是动物脂肪，如猪、牛、羊肉和黄油、蛋黄、奶油、奶酪、巧克力、椰子油和棕榈油等，建议大家适量摄入。食用动物性脂肪过多，胆固醇会在血管壁上沉积，造成"河床"升高，继而引起动脉粥样硬化，血管狭窄，出现脑卒中。因此，饱和脂肪酸高的饮食易影响血液的胆固醇水平，我们在平日的生活里应格外注意动物脂肪的摄入量，烧烤、火锅等让人垂涎欲滴的美食也应该适可而止。

2. 单不饱和脂肪酸

主要存在于植物中，如大豆、花生、菜籽、芝麻、玉米、鳄梨（牛油果）、坚果、葵花子、橄榄等，特点是不溶于水而溶于有机溶剂。摄入植物脂肪后，其所含的不饱和脂肪酸能刺激肝脏产生较多的高密度脂蛋白，它可把附着在血管壁上的多余胆固醇及时清除到体外，防止因胆固醇过高而罹患疾病。植物脂肪是我们在脑卒中患者化验里面常说的"好脂蛋白"，是一名血管内垃圾转运的能手，对控制脑卒中发作、预防复发有重要的作用。但长期偏食植物油类，血液中不饱和脂肪酸含量过高，极易患结直肠癌和乳腺癌。植物油类中不饱和脂肪酸虽不是致癌物质，但它有助于癌细胞的生长。此外，不饱和脂肪酸摄取过多也会引起肥胖症。

3. 多不饱和脂肪酸

它对身体也是有好处的，含量较高的食品有杏仁、棉籽油、鱼、红花油、核桃油、豆油等。由于其最不稳定，因此在油炸、油炒或油煎的高温下，最容易被氧化成对身体不利的"毒"油。多不饱和脂肪酸是人体细胞膜的重要原料之一，在细胞膜内也会被氧

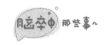

化，被氧化后，细胞膜会丧失正常功能而使人生病。多不饱和脂肪酸中的 ω-3 脂肪酸同维生素、矿物质一样是人体所必需的，具有清理血管中垃圾的功能，俗称"血管清道夫"，摄入不足时容易导致心脏和大脑等重要器官障碍。DHA 也是一种多不饱和脂肪酸，具有软化血管、健脑益智、改善视力的功效，与脑卒中的发生息息相关。

遗传与脑卒中有什么关系？

　　脑卒中和遗传的关系比我们想象得要复杂得多。当一个人的父母、兄弟、姐妹患有脑卒中时，这个人比其他人更容易患脑卒中。从当前的研究情况来看，脑卒中有一定的遗传倾向。但是这并不能证明脑卒中就一定会遗传给下一代。因为一个家庭的饮食习惯、生活环境等因素会非常相似，因此，即使家族中同时出现几名脑卒中患者也不能证明其绝对或必然是遗传导致的。

　　美国波士顿大学医学院的苏达·瑟哈德里博士曾经说："要尽可能准确地了解自己的家庭和父母的就医历史。要记住，尽管家族史是无法改变的，但是它会使其他的危险因素严重化。"研究认为，在预测一个人的脑卒中概率时，应该把其父母的脑卒中事件考虑进去，她的该项研究报告曾经发表在著名的《循环》杂志上。国外的研究人员还发现如果你的父亲或母亲曾经在65岁之前患过脑卒中，那么，你到那个年龄得脑卒中的概率就会增加3倍。我国的研究报道发现，父母、兄弟、

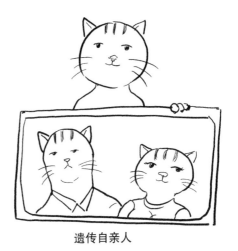

遗传自亲人

姐妹、祖父母、外祖父母有脑卒中的人，发病率要比一般人高4倍，单卵双胞胎者的父母如有此类疾病，则单卵双胞胎发生脑卒中的机会要比一般人高6倍。曾经发现一对单卵双胞胎成年后在同一年龄死于脑卒中。据调查研究发现，他们的动脉粥样硬化发生率比较高，血管张力不稳定，并存在有蛋白质和脂肪代谢的障碍。在缺血性脑卒中患者的家属中，高胆固醇血症和血液高凝状态的发生率均比较高。在出血性脑卒中患者的家属中，除高胆固醇血症以外，呈低凝状态的倾向较多见，这都说明，有一部分脑卒中患者是受遗传因素所决定的。因此，脑卒中和高血压一样具有明显的遗传倾向。不合理的饮食、吸烟、酗酒、缺乏运动锻炼、体重超标、精神焦虑或情绪抑郁等也是重要的发病原因。因此，有

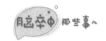

脑卒中家族史的人应特别注意，积极采取健康的生活方式，以控制发病因素，降低先天遗传不足，减少或避免脑卒中的发生。

吸烟与脑卒中有什么关系？

吸烟有害健康已成为国际公认的事实。然而，大多数人只知道吸烟会引起呼吸系统疾病，却不清楚吸烟对脑血管的危害也非常大。相关医学研究表明，吸烟是导致脑卒中的独立危险因素。吸烟会使缺血性脑卒中的相对危险增加 90%，吸烟者缺血性脑卒中事件和出血性脑卒中事件的发病

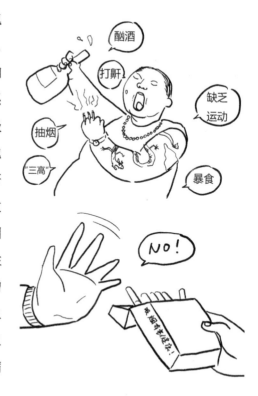

风险分别是不吸烟者的 1.37 倍和 1.21 倍。如果吸烟和高血压同时存在，脑卒中的危险性就会升高近 20 倍。不仅吸烟者会导致脑卒中，二手烟与脑卒中发病和死亡危险增加之间也存在因果联系。主要原因有：

1. 吸烟过程中产生的一氧化碳及烟草中的尼古丁对血管有明显的损伤作用，会造成血管内皮细胞缺氧，加速动脉粥样硬化。

2. 烟中的一氧化碳、尼古丁能引起高脂血症，血液黏稠度增加，加重动脉粥样硬化。

3. 大量的吸烟还会引起血管收缩或痉挛，血流阻力增大，导致血管壁的损伤，使血小板释放并聚集和黏附在动脉血管壁上，加速动脉粥样硬化。

4. 烟中的尼古丁会导致身体肾上腺素和甲状腺素分泌增多，使心跳加快、血压升高，进而引起血压波动大，导致脑卒中的发生。

由此看来，吸烟不但会为血栓形成创造条件，还会加快动脉粥样硬化的发生和发展，引起动脉狭窄和闭塞，是动脉粥样硬化和斑块形成的独立危险因素。

吸烟是脑卒中重要的危险因素，大量吸烟可以明显增加脑卒中发生的风险，而被动吸烟，也就是吸"二手烟"，同样会增加脑卒中发病的风险。因此，建议烟民们为了自己和家人的幸福，一定要积极戒烟，降低脑卒中的发生概率。

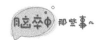

饮酒与脑卒中有什么关系?

酒精对人体的危害非常大,脑卒中就是饮酒的不良反应之一。最新的脑血管病防治指南,不论是欧美的还是国内的,都建议爱喝酒的人限酒,对于从来不喝酒的人鼓励其继续保持,不要喝酒。因为酒精的主要成分——乙醇对血管内皮可以造成伤害,长期过量饮酒会加速动脉粥样硬化的发生。我们在实际工作中经常遇到因为前一晚或者中午的时候大量饮酒,然后发生脑卒中的病例。甚至有的朋友因为饮酒后脑卒中,家人以为是喝多了,睡一会儿就好了,最后耽误了最佳的救治时机。所以不论大家以前是否饮酒,看过本书之后,都建议您最好戒酒。如果实在戒不掉,也要做到限酒。忠告大家:远离酒精,远离脑卒中,健康生活。

熬夜与脑卒中有关系吗?

中国睡眠质量调查报告数据显示,有 81% 的中国人睡眠时间不足 8 小时。近 60% 的人通常在深夜 11 点到凌晨 1 点入睡。研

人类白天工作更健康

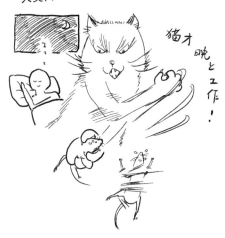

究显示，睡眠时间长短与脑卒中的发生有相关性，长期睡眠不足6小时的人与平均睡眠 7～8 小时的人相比，脑卒中风险增加了4.5 倍。大家普遍认为，脑卒中是"老年病"，然而近年来脑卒中越来越多地发生在中青年人群中，35 岁以下脑卒中患者占总数的9.77%，"青年卒中"的发病率呈逐年升高的趋势。经过分析，熬夜是脑卒中发生的主要导火索，脑卒中的发病具有时间节律也已得到公认，与睡眠时长息息相关。

熬夜导致脑卒中的可能原因包括：长期精神紧张、睡眠质量差、入睡时间晚、长期的焦虑情绪。这些因素又促使大脑皮层、脑叶的边缘系统、下丘脑过度活跃，使自主神经和内分泌产生变化，

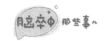

导致血压升高，血管收缩，血小板聚集，从而引起脑卒中。

饮食与脑卒中有什么关系？

"病从口入"这话一点也不假，脑卒中和饮食习惯就有一定的相关性。很多患脑卒中的人习惯吃咸的、油腻的食物，有的人血糖高也不注意，还喜欢吃大量的水果、糖，还酗酒，对于主食的量也不加以控制。这些都会加速动脉粥样硬化发生、发展的速度，最终导致脑卒中。所以脑卒中的人要注意饮食清淡、低盐、低脂，且不酗酒。多吃蔬菜等富含膳食纤维的食物，既有助于消化，又不增加热量。

脑卒中能根治吗？

脑卒中治疗的关键在于"早发现、早治疗"，如果在发生脑卒中后立即去往具有"卒中中心"资质的正规医院进行相应救治，大部分脑卒中患者是可以好转，甚至可能治愈的。正如前述，脑卒中包括缺血性脑卒中和出血性脑卒中，不同类型的脑卒中和不同部位的出血或栓塞需要采取不同的治疗措施。其中缺血性脑卒中约占70%，该类型脑卒中的治疗措施包括溶栓治疗、动脉内介入治疗、抗血小板治疗、抗凝治疗等。而溶栓治疗的最佳时间为3～4.5小时，即在符合适应证的情况下，越早溶栓，患者的症状改善越多，预后越好，甚至有可能痊愈。而对于出血性脑卒中而言，其治疗的关键在于判断出血量的多少，如果出血量较大则需要进行外科手术治疗。大家应该熟悉并掌握前面讲的快速识别脑卒中的方法，争取在最短的时间内对患者进行治疗，使其达到症状的好转，拥有高质量的生活。

妊娠期脑卒中对胎儿有没有影响？

众所周知，怀孕生子是中国家庭的头等大事。怀孕女性体内会发生很多的生理变化，例如，有的女性妊娠后特别喜欢吃酸的，有的人则变得喜欢吃辣的。除此之外，一些原因会导致孕妇患病。根据统计，孕妇患脑卒中的风险比非孕妇高出3～9倍；妊娠相关脑卒中发生率为30/10万，死亡率为15.8%～20%。脑卒中是妊娠的严重并发症，主要发生在怀孕后到产后的6～8周。妊娠

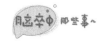

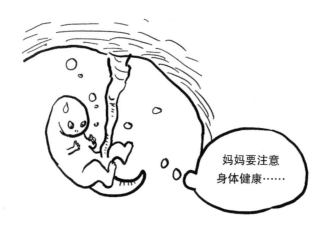

妈妈要注意身体健康……

期脑卒中的原因主要包括子痫前期、心源性栓塞、脑血管畸形、水电解质紊乱等代谢障碍性疾病及产褥感染等。这时肯定有人会问："母亲脑卒中会影响胎儿吗？"答案是肯定的！妊娠后脑卒中不仅影响母亲的身体健康，还会影响胎儿血液和营养的供应，胎儿缺血、缺营养会导致发育迟缓，身体各部分发育不全，甚至会导致死胎。妊娠相关脑卒中发病急、病死率高，因此，需要孕妇及其家庭成员提高警惕，也需要我们医护人员加强认识，及时发现高危因素，早诊断、早治疗。

青年人会患脑卒中吗?

　　谈及脑卒中,多数人以为是老年人的专利,但随着生活水平的提高和生活方式的改变,我们观察到越来越多的青年人患有脑卒中,在我们病房住院的最小脑卒中患者仅 19 岁。据世界卫生组织 (WHO) 最近统计调查显示,每年全球青年缺血性脑卒中新增 200 万例,占所有缺血性脑卒中的 10% ～ 14%,其发病率高达 40%。这类脑卒中的致残率非常高,其产生的高昂医疗费用和劳动生产力损失,对青年脑卒中患者及其家庭、社会经济会产生重大影响。与老年脑卒中患者不同,青年脑卒中的病因种类更加多样,除了我们前面说的"三高一胖"的传统脑卒中危险因素,主动脉夹层、烟雾病、梅毒、艾滋病、感染、妊娠和使用特殊药物等因素与青年脑卒中发病密切相关。因此,当代青年人要注意保持良好的生活方式,定期进行健康体检,积极防治基础疾病。

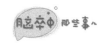

脑卒中的家庭负担有多大？

当下社会，脑卒中是我国人群健康的头号杀手，而早在 2008 年，我国居民第三次死因调查结果公布就表明脑血管病已经超过癌症、心脏病、传染病，是我国居民第一位的死因。然而，不容忽视的是，脑卒中不仅在发病的急性期能够轻易夺走人的生命。在当医生倾尽全力将患者从死亡线上拉回来后，患者所遗留下来的严重后遗症仍然会给患者本身、家庭及社会带来无尽的伤痛与负担，比如：

瘫痪：脑卒中后瘫痪是最为常见的，这使得患者的独立生活自理能力更加受限。

血管性痴呆：有研究显示，脑卒中后发生血管性痴呆的人群要远远大于单纯性的阿尔茨海默病。

抑郁：大量研究表明，脑卒中后情绪障碍与脑卒中后的不良预后密切相关，不仅可以导致住院时间延长、神经功能恢复障碍、独立生活能力更加丧失，甚至可以导致死亡率增高。我们病房经常遇到卒中后抑郁的患者，这种情况的发生概率非常高，有研究表明，脑卒中后抑郁的发生率要超过 70%。

此外，脑卒中也会带来非常大的经济负担。

对于一个脑卒中患者来说，每年用于脑卒中疾病治疗和控制上的费用为自己收入的 25%，这对患者个人来说是巨大的经济负担。对于患者家庭来说，除了经济方面的压力

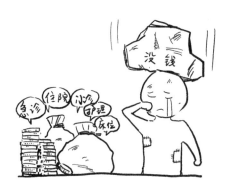

外，精神上的压力也是非常沉重的，并且患者在患病期间，完全不能替家庭分担任何经济方面的压力，对于一部分家庭来说，或许这意味着缺少了一个主要劳动力。而对于一些伴有终身残疾的脑卒中患者来说，患者家庭所要面对的经济负担将会更加巨大，因为患者自己不能创造劳动价值，所以治疗及控制疾病的全部费用将由其他家庭成员负担，这对整个家庭来说经济负担是双重的。因此，我们要积极防治脑卒中，降低脑卒中发病率，减少脑卒中造成的危害。

脑卒中给社会造成了多大的经济负担？

中国脑卒中防治报告指出，我国总体脑卒中终生发病风险为

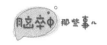

39.3%，居全球首位，这意味着每 5 人中大约会有 2 人罹患脑卒中。2018 年我国居民因脑血管病致死比例超过 20%，这意味着每 5 位死亡者中至少有 1 位死于脑卒中。

1. 脑卒中的发病率

数据显示，我国缺血性脑卒中发病率仍在不断上升，由 2005 年的 112/10 万升高至 2017 年的 156/10 万，而出血性脑卒中发病率呈现缓慢下降的趋势，由 2005 年的 96/10 万下降至 2017 年的 62/10 万。

2. 脑卒中的患病率

我国脑卒中患病率整体呈上升趋势。根据"脑卒中高危人群筛查和干预项目"数据显示，2018 年我国 40 岁及以上人群的脑卒中人口标化患病率为 2.32%，由此推算我国 40 岁及以上脑卒中现患人数达 1318 万。

3. 脑卒中的死亡率

农村居民死亡率呈波动性上升趋势，并持续高于城市居民同期水平。2018 年，我国农村居民脑卒中死亡率为 160/10 万，城市居民脑卒中死亡率为 129/10 万。根据第六次全国人口普查数据估算，2018 年我国约有 194 万人死于脑卒中。

4. 脑卒中的经济负担

脑卒中出院人数及人均医药费用呈增长态势。2017 年我国缺血性脑卒中出院人数为 3 122 289 人、出血性脑卒中出院人数为 523 488 人，相比 2007 年，10 年间分别增长了 12 倍和 5 倍。2017 年我国缺血性脑卒中和出血性脑卒中患者人均住院费用分别为 9607 元和 18 525 元，相比 2007 年，分别增长 60% 和 118%。

因此，需要探索更多脑卒中防治经济可行、可广泛推广的适宜措施，并结合地区需求，使全国各地得到更加均衡的脑卒中循证医疗服务和资源，达到降低脑卒中经济负担的目标。

第二章　脑卒中的诊断与治疗

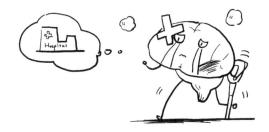

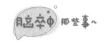

刚发现脑卒中，是否直接到大医院就诊？

脑组织对缺血、缺氧非常敏感，超过一定时间就会造成永久性的不可逆损伤，此时无论用什么药都难以恢复。一般来说，缺血性脑卒中也就是我们平时所说的脑梗死，急性发作时最好的治疗方法就是溶栓治疗，而溶栓治疗的最佳时间是在发病 3 ～ 4.5 小时。应该说 3 ～ 4.5 小时是一个很有余地的时间窗了，但在临床中只有不到 10% 的患者能够在该时间内送到医院。主要原因是家属和患者对脑卒中救治知识的匮乏，患者常常发现半边身子麻木，使不上劲儿，还总是想等一等、看一看再说，家里人也是抱着先观察观察再去医院也不迟的想法。结果等到半边身子不能动了，才急急忙忙去医院，这时候已经超过了 4.5 小时，缺血的脑细胞已经死亡，此时"溶栓"不仅不能溶通闭塞的血管、挽救已经死亡的脑细胞，反而有造成脑出血的危险，最终患者失去了最佳抢救时机，造成终身瘫痪，悔之晚矣。还有一小部分患者尽管在 3 小时内到医院，但是由于存在各种溶栓禁忌证，如头颅 CT（Computed Tomography，简称 CT，即电子计算机断层扫描）证实为出血、近期有大手术或出血病史、口服抗凝药物等而不能进行溶栓治疗。当然，如果错过了溶栓时间窗，患者症状又比较重，经医生评估为大血管病变，还可以进行急诊拉栓或取栓治疗。

那是不是错过上述最佳治疗机会，就可以缓缓再就医？当然不是，只要出现脑卒中征兆，越早就医越好。

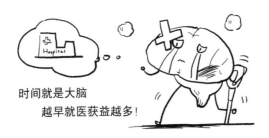

时间就是大脑
越早就医获益越多！

人家所谓的"小卒中"即短暂性脑缺血发作，是脑组织某一局部区域血管的栓塞或痉挛，导致暂时性血液循环障碍，从而出现临床反复发生、时间短暂的脑缺血神经症状，如突然手足麻木或软弱无力，不会说话或吐字不清，突然视物不清或复视，突然眩晕或意识不清，等等。这些表现历时很短，有时仅数分钟或数小时。小卒中是脑卒中的黄牌警告，一旦发生了脑卒中，家人要保持镇静，迅速拨打急救电话，让患者平卧、保持呼吸道通畅；有呕吐或昏迷者，将头偏向一侧，便于口腔黏液或呕吐物流出；患者有抽搐时，可将两根竹筷缠上软布塞入上下齿之间，防止咬伤舌头；有条件者可以吸氧。因此，发生脑卒中先兆或可疑脑卒中时，应随时拨打120，就近将患者送到具有溶栓或拉栓条件的医院。要知道你的每一分钟迟疑，都会将成千上万的脑细胞推向

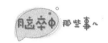

死亡的深渊。所以，在选择医院时，并非是规模大、有影响力、综合实力强的医院就是最好的选择，而是在具备脑卒中早期救治条件的前提下，越近的医院越好。"时间就是脑细胞"，脑卒中的治疗就是和时间赛跑，所以一定要缩短院前救治时间！

什么时候要从基层转到上级医院就诊？

前一节我们讲到，发现脑卒中征兆时要及时就医，最好能够拨打120送往具备脑卒中早期救治条件的就近医院，及早进行溶栓、拉栓等治疗。当然，面对脑卒中这样的突发疾病，家属在焦急的情况下未必能及时到合适的医院就诊，往往会面临转院的问题。那么，什么时候该从基层医院转到上级医院就诊？我认为主要是弄清楚两方面的问题，下面我们就来简单谈一谈。

一、脑卒中后的患者出现什么情况时该转往上级医院？

疑似脑卒中的患者出现以下情况需要转往上级医院：

1. 患者完善头颅 CT 检查未见出血，考虑缺血性脑卒中，发病时间在静脉溶栓时间窗内，但所就诊的基层医院缺乏溶栓的急救条件。

2. 患者发病时间已超静脉溶栓时间窗，但经专科医生评估后考虑大血管病变，考虑急诊行脑血管的数字减影血管造影检查，需要动脉溶栓或取栓、拉栓。

3. 患者病情较重，疾病复杂，基层医院的医疗条件无法满足患者的救治需求。

4. 患者病情稳定，但评估后发现患者存在大血管狭窄，需要进一步进行支架或搭桥手术，基层医院无法解决。

以上提到的几种情况，是在就医过程中最为多见的几种情形。

二、出现上述情况该转往哪个上级医院？

目前，国家对"就医看病难"这一问题已全面实行分级诊疗制度。简单来说，就是"小病不出乡，常见病不出县，大病不出市"。这一举措改善了老百姓看病难、看病贵的问题。当然，当病情复杂，基层医疗不能满足疾病救治需求时，国家也有相应的转诊制度。各地区根据自身情况，也都建立分级诊疗、双向转诊机制，进一步完善了医联体内急救转诊流程，形成了急、重症患者在县级核心医院住院；慢性患者和恢复期患者在基层医疗卫生机构康复，维持治疗的服务模式。积极实行分级负责，建立了双向转诊绿色通道，核心医院为基层医疗机构上转的患者提供"一站式"医疗服务，对转诊患者实施优先诊疗。

对于脑卒中患者来说，如果需要转往上级医院，最好选择医联体内的上级医院，这样可以最大限度地为患者提供便利及有效转诊。对于自行联系上级医院的患者而言，家属找到的上级医院

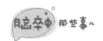

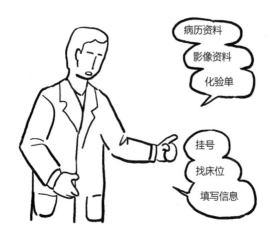

病历资料
影像资料
化验单

挂号
找床位
填写信息

要有患者需要的科室、医生，最好先带病历资料、影像资料、化验单到上级医院挂上号，找好床位。找好医院后由患者的管床医生或主任医师确定好患者的疾病确实在基层不能继续诊疗，科室领导同意后请示院里医务部、医保办等部门，由医保办提供转诊单，填好患者医保信息、要转诊的上级医院等信息。同时，家属一般还要携带在基层医疗机构的病情变化、检查报告及治疗情况说明，方便上级医院回顾病史。

什么是"溶栓地图"？

从"仲夏苦夜短，开轩纳微凉"到"残云收夏暑，新雨带秋岚"，夏天尽管气候炎热，但在很多人眼里依然是一个很美丽的季节。然而对一些人来说，夏天却是一个很危险的季节，因为这是脑卒中高发的季节。据《中国心血管病报告 2016》统计，脑血管病是中国首位死亡原因，存活的脑卒中患者中有 3/4 的患者会不同程度地丧失劳动能力，致残者中有 40% 是重度残疾。重庆市约有 6 万名脑卒中患者，每年新发脑卒中 1.2 万例，每年死于脑卒中达 5100 人。时间对于脑卒中患者的预后至关重要，发病到得到溶栓治疗的时间，真正关系到患者的预后结果。溶栓的最佳时间是 3 ～ 4.5 小时，患者自己或者家属对脑卒中的辨识、决策非常重要，同时有没有良好的 120 急救布局、能否第一时间将患者转运到有溶栓能力的医院也很重要。

对于急性脑卒中患者而言，能否得到及时救治决定着此后的生存质量。而"溶栓地图"的建立就是为了缩短脑卒中患者的救治时间。那么，什么是"溶栓地图"呢？"急性脑卒中溶栓地图"是市卫生计生委、市脑卒中质控中心、120 医疗急救中心联合创建的溶栓医院的院前和院内脑卒中急诊快速救治网络。"溶栓地图"由脑卒中定点救治医院 +1 个质控中心 +120 急救网络串联组成，能让脑卒中患者在最短时间内由专业的 120 急救人员精确识别，并快速送到有溶栓能力的定点医院，溶栓医院能通过高效快速的脑卒中绿色通道，为适合的患者开展静脉溶栓，并对需要进一步取栓的患者进行取栓治疗或转运至具有取栓能力的上级医院进行规范救治，努力实现院前急救系统与医院系统智能无缝对接，为患者院前急救、择院提供精准导航，最大限度地赢得抢救时间，

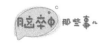

保证抢救质量，努力实现脑卒中救治3个"黄金1小时"，即发病到呼救不超过1小时；院前转运到医院不超过1小时；入院到给药不超过1小时。这样的"速度"会使更多的患者在时间窗内得到救治，减少脑卒中患者的致残率、致死率。

　　"溶栓地图"可以让老百姓明确了解距离自己最近的、能够开展静脉溶栓治疗和动脉取栓治疗的医院。"溶栓地图"发布后，120急救人员接到疑似脑卒中患者求助，会以更快的速度赶到现场，进行预检评估和现场抢救，转运途中会进一步监护、检查，初步预评分并分诊。同时，患者的院前病情评估信息、车辆轨迹、患者病史及现状等信息，会在第一时间传至附近溶栓医院的急诊分诊台和卒中救治中心。医护人员在实时了解上述

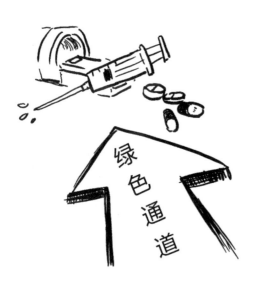

信息的同时，可以同步做好急诊接诊准备，将脑卒中急诊绿色通道提前到院前急救。

　　120急救中心也可以了解联动溶栓医院的急诊抢救室资源占用情况、手术室占用情况、

ICU等床位开放以及影像和特殊用药占用情况，让患者的分送更加科学、合理，避免因患者扎堆耽误救治。脑卒中患者送达急诊室之后，采取一站式服务，简化挂号、初诊、分诊、检验、影像检查、取药、交费、治疗和会诊等许多环节，根据患者的病情轻重，急诊科、神经外科、神经内科、介入医学科、影像、药剂和导管手术室等多学科联动，为脑卒中患者争取最好的治疗效果。同时，每一例溶栓患者的救治信息，都会及时上传到脑卒中质控中心，为脑卒中患者的转诊、康复提供信息共享，并直接对接国家脑卒中防治工程筛查平台，与脑卒中筛查系统信息共享。医生可以结合患者的既往病史，针对脑血管病的高危因素逐项筛查，跟踪病源，对高危人群及时进行健康管理干预。

怀疑脑卒中，如何选择科室？

在疫情防控时期，脑卒中患者如何就医呢？

新型冠状病毒肺炎疫情发生以来，大家纷纷响应政府号召、遵守社区规定，尽量减少外出，宅在家里，尽量不去疫区或者尽量减少和疫区出入人员的接触，严格遵循当地市政府的要求，遵守手机健康二维码的填写规范，把自疫情以来的各项要求把握好。

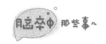

脑卒中多为慢性疾病，患者群体多为中老年人，而初春天气寒冷，为脑卒中发病的"小高峰"，每年这个时候我们科室经常接到患者或家属打电话咨询："大夫，我又开始头晕了。""大夫，我眼睛又模糊了""大夫，我胳膊腿又没劲了。""现在医院什么情况？能去医院看病、住院吗？"针对疫情期间脑卒中患者如何正确就医，我们给大家以下建议：

1. 如果只是既往有脑梗死、脑出血、眩晕等病史，无明显不适症状，血压、血糖居家监测基本达标，尽量减少外出。

2. 需要定期复诊的脑卒中患者，可酌情来院复诊。

哪些情况下患者务必就医呢？

以下情况应尽快就医：脑出血的患者多有高血压病史、糖尿病病史，临床表现为突发头痛、恶心、呕吐，一侧肢体活动无力、言语含糊、口角歪斜、吞咽困难等，甚至意识丧失、陷入昏迷；活动时或用力解大便时发病，自测血压明显升高，病情发展较快。

蛛网膜下腔出血的患者可以于活动状态下发病，表现为突发剧烈头痛，头痛的程度为一生中头痛之最。高龄患者也可仅表现为频发恶心、呕吐，可有意识丧失，肢体可有瘫痪症状，亦可活动自如，多数伴有意识障碍（家属观察患者多描述为"没精神"、睡眠多、可唤醒或不能唤醒），部分患者伴有癫痫发作。此病病情凶险，预后差，应立即就医。特别是既往有颅内动脉瘤的患者，尤其应警惕蛛网膜下腔出血，因此，该类患者的疾病表现应该引起家属的注意，及时前往当地医院的急诊神经科，完善检查诊治。

　　脑梗死的患者大多有高血压病、糖尿病、高脂血症、冠心病等基础病史，多数患者于安静状态下发病。老年人往往半夜起床上厕所或清晨起床发现不适症状，临床表现多为一侧肢体或面部瘫痪、麻木，言语不流利、口角歪斜、流涎、头晕、饮水呛咳、步态不稳等，还可有反应迟钝、言语错乱的表现。脑梗死患者多数可反复发作，既往有急性脑梗死发作的老年患者，尤其应注意脑梗死的复发，一旦出现以上不适症状，应立即到神经内科就诊。在救治"黄金时间"范围内（指发病后 1 小时内）应该赶往急诊卒中诊室由专业的神经内科医生接诊进行评估。发病 3 ～ 4.5 小时可以静脉溶栓治疗，最大限度地挽救患者的缺血脑细胞。所以，对于患者朋友们来讲，出现上述症状要有"时间就是大脑"的概念，及时就医。

　　脑卒中由很多病因导致，在临床上比较常见的是高血压、糖尿病、高脂血症等，它们可以导致患者出现颅内血管的梗阻或者狭窄，导致患者出现脑梗死。这些患者可以出现言语不清、构音障碍、吞咽困难、饮水呛咳、肢体活动障碍、肢体活动不灵活、肢体感觉异常，以及出现共济失调等症状。患者也可以出现脑出血，这些患者可以出现头痛、恶心、呕吐、癫痫等症状。如果怀疑患者存在脑卒中，应该到神经内科进行就诊。

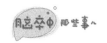

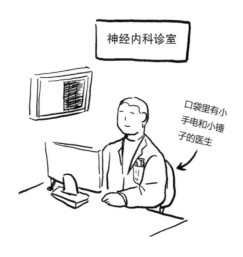

神经内科诊室

口袋里有小手电和小锤子的医生

就诊时要告诉医生哪些信息？

　　得了脑卒中后，患者及他们的家属总会感到非常的不安与害怕，尤其是从农村来的或者是受教育程度较低者，他们可能从来没有去过医院，对于他们，各种担心及紧张是可以理解的。一个人发现自己患有脑卒中后，首先想到的是能否遇到一位医术精湛的医生，是否能够尽快减少疾病带来的痛苦。但是有些疾病是慢性病，目前还没有特效的治疗方法，更没有什么灵丹妙药，许多患者需长期与疾病进行抗争，迫切需要了解一些关于所患疾病的知识，配合医生得到较好的治疗。因此，当怀疑自己患有脑血管疾病后，不要着急，不能慌张，应该尽可能详细地向医生描述症状的各种细节，如头痛的性质、部位、持续时间、诱因、伴随症状、加重和缓解因素；头晕的时间、起病方式；是否眩晕、失衡、头重脚轻，有没有感到视物成双等表现；肢体无力发病的具体时间，是持续性还是间断性，是偏侧还是单一的肢体，是否伴有麻木感或者是否伴有流口水等表现，这些对医生判断疾病都非常重要。

如果经医生判断后确实是脑血管病，需要进行住院治疗，就要和医生进一步沟通住院后的注意事项，包括吃、喝、拉、撒。比如，哪些食物可以吃，哪些食物要少吃或不吃，了解脑卒中发生的原因，如吸烟、饮酒、脑动脉硬化症、高血压、高脂血症、糖尿病、血黏度增高、肥胖、气温低等如何引起脑血管病。病情稳定后，患者家属应该学习如何配合患者进行肢体功能锻炼，尤其是向康复科医师学习做康复锻炼的时间与动作。康复医师要教会语言障碍患者用手势、点头或写字进行交流，讲解语言训练的意义，向卧床患者讲解定时翻身叩背的重要性，为日后回家的长期护理做准备。

如果曾经患有脑卒中，患者应该向医生说明之前的用药情况、就诊的医院、医生当时的其他诊断。尤其需要我们注意的是，一定要拿好之前医院的就诊病历，就是我们讲的出院病历，尤其是化验报告单、头颅CT、核磁共振（Magnetic Resonance

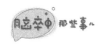

带上常吃的药物

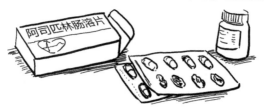

Imaging，MRI）等检查以及服药情况，同时向医生说明本次复诊的目的与疑问，询问在今后需要注意哪些事项，这样便于医生更加直观地了解患者的病情、了解药物的剂量和规格，便于医生本次开药，从而更好地防治疾病。

得了脑卒中应该做哪些检查?

前面已经很详细地介绍了脑卒中的危险因素，因此，当面临脑卒中患者时，就需要对其血压、血糖、血脂等指标进行监测，还有颈动脉彩超、心脏彩超、头颅 CT 等检查也很重要。

当发现可疑脑卒中患者时，首先要带患者到医院进行脑部 MRI 和脑 CT 检查，以便更好地去了解患者的病情，然后在医生的指导下积极地进行治疗。对于有脑出血的患者，脑 CT 的敏感性很高，可以很快进行明确诊断，所以对于一般患者来讲，我们可以首先进行头颅 CT 的检查，大致评估病情，有必要后再进行深层次的头颅 MRI 检查，以对脑出血与脑缺血进行鉴别。

除脑部 MRI 检查外，患者还需要对颈部和心脏进行多普勒检查，就是我们常说的颈动脉彩超和心脏彩超。因为患有脑卒中这种疾病多多少少都会与颈部血流狭窄、血液流速太快、颈动脉内膜存在斑块和其他问题有一定的关系，所以要做颈部多普勒检查。不仅如此，心脏彩超可以帮助我们寻找患者是否存在一些特殊的疾病，如卵圆孔未闭。治疗这种少见的可以引起脑卒中的疾病，对脑卒中患者的后续治疗也会有很好的效果。另外，患者还需要进行血液检查，包括血脂、血糖、同型半胱氨酸等，当然，血压监测也是必需的。还有一些其他的检查，如动态心电图检查、脑血管的数字减影血管造影等，这些检查可以有针对性地发现问题，及时治疗，积极预防，降低复发风险。

脑血管的数字减影血管造影的优点是什么？

脑血管的数字减影血管造影是 1927 年由葡萄牙医学家安东尼奥·埃加斯·莫尼斯发明的，是 20 世纪 90 年代以来广泛应用

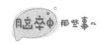

于临床的一种崭新的 X 线检查新技术，是应用含碘造影剂注入颈总动脉、颈内动脉、颈外动脉、椎动脉，经连续数字减影血管造影后在不同时期显示脑内动脉、回流静脉和静脉窦的形态、部位、分布和行径的一种显影技术。

脑血管的数字减影血管造影具有简便快捷、血管影像清晰、可选择性拍片、并发症少等优点。目前通常采用股动脉或桡动脉插管法做脑血管的数字减影血管造影。简单地说，脑血管的数字减影血管造影方法是用一个导管插入一条大动脉（常用股动脉），然后通过循环系统将导管送达颈动脉和椎动脉，并将造影剂从此处注入，在其到达脑部动脉后拍下一系列照片，直到到达静脉系统完全显现及结束。它是世界公认的脑血管疾病诊断的"金标准"。

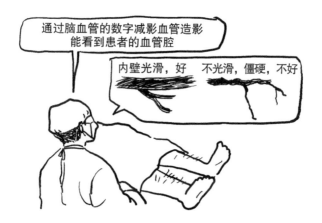

脑血管的数字减影血管造影有哪些优点呢?

第一，脑血管的数字减影血管造影具有创伤小、痛苦少、危险性低、成功率高等优点，而且与经颅多普勒、MRI、CT 血管造影等传统的脑血管疾病诊断技术相比，该技术大大提高了脑血管疾病的确诊率。

第二，脑血管的数字减影血管造影作为脑血管疾病诊断的"金标准"，能清楚地显示颈部、颅内大血管及大脑半球的血管图像，对于动脉瘤、动脉和静脉畸形等病变不但可以明确病变性质，还能准确定位。同时，脑血管的数字减影血管造影还可清楚地显示动脉管腔狭窄、闭塞、侧支循环建立及代偿等。特别是对于一些需要手术的危重脑血管疾病，如颅内动脉瘤、脑动静脉畸形、颅内血管狭窄等，均可以通过行脑血管的数字减影血管造影检查明确诊断及介入治疗，大大降低患者的死亡率和致残率。

第三，脑血管的数字减影血管造影还能够动态了解血管病变的特征，避免对血管病变特征的夸张效应，能够真实反映脑血管的病变特点。同时，脑血管的数字减影血管造影对于植入支架或其他金属材料后的血管病变随访更加客观可靠。最主要的是临床医生可根据脑血管的数字减影血管造影的病变特征，制定下一步的治疗方案和手术策略。

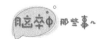

脑血管的数字减影血管造影后需要注意什么？

当患者做完脑血管的数字减影血管造影检查后，有一些注意事项是要引起我们重视的。

第一，对穿刺部位而言，我们需要知道，手术之后医生常规会使用盐袋压迫、绷带加压包扎穿刺部位 12 小时，术侧肢体伸直制动，平卧 24 小时后方能拆除绷带、下床活动，以避免穿刺部位出血或形成血肿。部分患者可能会有严重肢体或腹部不适感，可适当抬高床头 30°～ 40°，以缓解上述症状。

第二，做完脑血管的数字减影血管造影之后，一般会对患者进行 24 小时常规监护，包括意识、瞳孔、血压、血氧饱和度、脉搏等，以观察神志、瞳孔、生命体征的变化以及有无颅内出血的发生，千万不要过度紧张。如果发现患者有任何不适感，应立即报告医生、护士，以及时进行对症处理。

第三，还要注意观察穿刺部位有无渗血，若渗血量较多，应及时通知医生进行换药和处理，以免出血量过多引起其他不必要的风险。

第四，术后医生和护士会定时观察术侧肢体的皮肤温度、颜色及足背动脉搏动情况。如果家属发现动脉搏动减弱、皮肤发绀、发凉及肢体麻木等情况，要及时报告医生和护士进行对症处理。

第五，因为脑血管的数字减影血管造影使用的造影剂主要是经过肾脏代谢，并通过尿液排出，因此术后要多饮水，以利于造影剂的排出。有专家建议，心脏功能正常的患者，术后 1～2 小时可以喝 2000 mL 左右的水。

第六，还要注意患者的情绪波动，部分患者做完脑血管的数字减影血管造影后，会有焦虑、悲观等情绪或者失眠、烦躁等表现，作为家属应尽量耐心，并注意与医护人员加强沟通交流，共同安抚患者情绪，充分调动患者的主观能动性，以利于早日恢复。

有必要做头颅 MRI 吗？

急性脑卒中发病率和致残率均较高，尽早诊断对于其治疗和预后来说有积极的意义。相关研究显示，头颅 MRI 作为急性脑卒中的辅助诊断方法具有较好的临床参考价值，其可以减少误诊率。

核磁共振（MRI）也称磁共振成像，是一种常见的影像检查方式，其利用核磁共振原理，依据所释放的能量在物质内部环境中不同的衰减，通过外加梯度磁场检测所发射的电磁波，即可得知构成这一物体原子核的位置和种类，据此可以绘制成物体内部

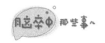

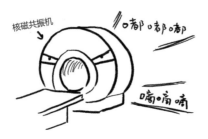

核磁共振机

多数情况下，MRI 对神经系统的成像效果优于 CT，但比较贵，也不接受有金属植入的患者。

的结构图像。

MRI 可以根据医生的需要任意切换人体成像的各个角度，可以做出横断面、矢状面等体层成像效果。MRI 有着很高的软组织分辨力，使得拍出的图像效果更加清晰，甚至都可以看到组织内的血管。而且，MRI 在检查时不会像 CT 那样对人体产生伤害，基本上对人身体没有什么不好的影响，甚至是孕妇都可以做 MRI 检查，对胎儿没有什么影响。此外，在 MRI 检查时不需要利用造影剂就可以观察到很细微的事物，如血管结构，从而避免了造影剂对身体的影响。因此，从这个角度来说，MRI 比 CT 对人体更好。

最后，MRI 在检查时不会出现骨性伪影，在判定由于缺血引发的组织损失等疾病时具有很好的效果。核磁几乎对于全身的各个器官或组织都比较适用，可以针对不同的病情做相应的检查，因此，MRI 要比 CT 的检查范围广。

脑梗死属于常见的临床缺血性脑血管疾病，头颅 CT 和 MRI 均是临床常用的脑梗死检测方法，且都具有一定的准确性。但有研究表明，对于皮质下不明显病灶或者超早期缺血性病变，普通 CT 检测准确性并不高，而 MRI 检测则对此更加敏感。因此，相较于 CT 检测，对脑梗死患者采用 MRI 检测准确率更高，能帮助医生快速诊断病情并予以有效治疗，对于脑梗死患者通常必须行头颅 MRI 检查以明确诊断，但当患者由于有头颅 MRI 禁忌证无法完善头颅 MRI 检查时，可次选头颅 CT 或脑血管的数字减影血管造影、头颈部 CTA（CT 血管成像）等其他检查协助诊治。

脑出血是自发性脑实质内的血管破裂导致的血液流出，占脑卒中发病率的 20% ～ 30%。发生的原因主要与脑血管的病变状态有关，按照病因分为原发性脑出血和继发性脑出血，前者主要是指高血压性脑出血和脑淀粉样血管病相关性脑出血；后者是指继发于其他原因的脑出血，如血管畸形、动脉瘤、凝血功能障碍、脑梗死后出血转化、抗凝或抗血小板药物治疗后、烟雾病、颅内肿瘤、静脉窦血栓形成等。头颅 CT 与 MRI 对诊断脑出血各有特点。研究表明，脑出血 MRI 成像的主要原理，不仅与血红蛋白含量有关，更重要的是所含铁的性状。颅内血肿的演变主要是各种血红蛋白内含铁血黄素的演变过程，它决定着 MRI 信号表现。MRI 可显示病灶本身及其周围脑组织情况，并可反映畸形血管内

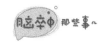

血流情况，区别出血与钙化，显示血肿和水肿，MRI 在发现慢性出血及脑血管畸形方面优于 CT。

有时候医生会推荐患者进行 MRI 检查，因为 MRI 能够对脑部的情况，特别是脑组织的情况进行更加精准的反映。脑出血患者有的时候不光是出血灶本身会导致患者病情的变化，同时还合并了其他的情况。比如，对微出血进行 MRI 检查，对于明确脑出血的病因有着至关重要的作用。根据国外的研究发现，脑叶出血的 20% ～ 30% 的患者可能是淀粉样血管病，这种疾病所导致的脑出血和常规的高血压性脑出血有着非常不一样的疾病过程和病理生理过程。所以 MRI 是诊断淀粉样血管病所致脑出血的非常重要的检查。此外，MRI 检查加上特殊的检查技术，还能明确患者脑组织其他的病理变化过程。因此，MRI 检查对于进一步明确脑出血患者脑组织的病理生理过程及病因有着至关重要的作用。在做普通 MRI 的时候推荐做磁敏感加权成像序列（一种特殊的检查技术），这样可以更加明确地发现患者是否有微出血的发生。

对于血管畸形、动脉瘤、烟雾病、颅内肿瘤等病因引起的脑出血，完善头颅 MRI 可明确颅内外血管是否有畸形、动脉瘤，其比头颅 CT 更易发现脑血管畸形、肿瘤及血管瘤等病变。另外，头颅核磁对脑干出血的诊断优于 CT，因为在 CT 图像上，脑干区不可避免地产生放射状伪影，即"亨氏暗区"，影响诊断。此外，对于怀疑持续出血的患者，在急诊 CT 不能进行 CTA 检查（患者当时有使用碘造影剂禁忌证等）时，可选择进行 MRI 血管成像检查，无须造影剂，可直接显示血管情况，发现出血病因。但是因 MRI 耗时较长、费用较高，有诸多禁忌证，一般不作为脑出血的首选影像学检查。而头颅 CT 检查可以在脑血管意外破裂当时明确诊断急性期脑出血，可迅速显示脑出血部位、出血量及占位效应、是否破入脑室或蛛网膜下腔及周围脑组织损伤情况，显影清晰、观察准确且价格较低。研究表明，头颅 CT 为脑出血检查中的首选方式。除了普通 CT，临床还会使用 CTP 和增强 CT 来诊断鉴别脑出血。前者能够反映脑出血后脑组织的血供变化，了解血肿周边血流灌注情况；后者若发现造影剂外溢，则可作为提示患者血肿扩大风险高的重要证据。

因此，缺血性脑卒中通常必须完善头颅 MRI 检查，明确颅内病灶及责任血管情况。而对于脑出血的患者，一般多首选完善头颅 CT 检查。如果有特殊病因，则可进一步行头颅 MRI 检查明确病因，协助诊治。因此，并不是所有脑卒中患者均必须要做头颅 MRI。

为什么有的脑卒中患者只能做头颅 CT 呢？

前面讲到，头部 MRI 和头颅 CT 检查对于脑梗死和脑出血的

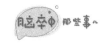

诊断均有着重要的临床意义，那么，为什么有的脑卒中患者只能做头颅 CT 检查呢？主要有以下原因。

1. MRI 检查要求较高

MRI 设备周围（5 米内），具有强大的磁场，严禁患者和陪伴家属将所有铁磁性的物品及电子产品靠近或带入检查室。其包括所有的通信类物品（手机等）；各种磁性存储介质类物品（硬盘、磁带、磁芯存储器）；手表、强心卡及其配贴；电脑、计算器等各种电子用品；钥匙、打火机、金属硬币、刀具、钢笔、针、钉、螺丝等铁磁性制品；有些物品会有细小的金属品藏在其中，也要注意；最好也不要穿着有金属纽扣的衣服，还有衣服上的金属拉链、文胸上的金属搭钩都是隐患；易燃易爆品、腐蚀性或化学物品、药膏、膏药、潮湿渗漏液体的用品等；病床、轮椅等不准进入磁体间。同时，体内安装、携带以下物品及装置的患者以及陪伴家属均不能进入磁体间，否则有生命危险，包括：心脏起搏器、除颤器、心脏支架、人工心脏瓣膜、动脉瘤术后金属夹、植入体内的药物灌注装置、植入体内的任何电子装置、神经刺激器、骨骼生长刺激器、其他任何类型的生物刺激器、血管内栓塞钢圈、滤器、心电记录监护器、金属缝合线、体内有子弹（碎弹片或铁砂粒等）、骨折手术后固定钢板（钢钉、螺丝、人工假肢或关节）、助听器、人工耳蜗、中耳移植物、眼内金属异物、活动假牙、牙托及头面部有植入物等。

另外，幽闭恐惧症患者及需要抢救的危重患者也无法行 MRI 检查。

2.MRI 检查费用较高

头颅 MRI 的费用较头颅 CT 昂贵，有些患者因个人经济问题无法承担该费用。因此，一些脑梗死患者选择做头颅 CT。

我们都知道头颅 CT 检查对我们的身体是有一定伤害的，但是，对于病情很急的患者来说，它的扫描速度远比 MRI 快，也许用 CT 检查只需要花不到 5 分钟时间就可以诊断出是哪里出了问题，但使用 MRI 检查至少需要十几分钟才能完成扫描检查。因此，作为相似的检查项目，在脑卒中患者生命垂危时，头颅 CT 是患者的第一选择。

脑卒中为什么要做颈动脉超声？

颈动脉超声检查是广泛应用于临床的一项无创性检测手段，可以客观检测和评价颈部动脉的结构、功能状态和血流动力学的改变。对于头颈部的血管病变，特别是缺血性脑血管疾病的诊断具有重要的意义。如前所述，动脉粥样硬化是脑卒中最为常见的病因，通俗地讲，正常人的血管、血液像清水在管道里流动，红

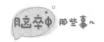

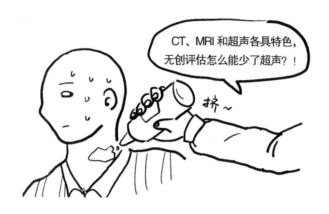

细胞、白细胞等血液成分在其中有序流动，而动脉粥样硬化患者的血管犹如管道生锈、破损、淤泥淤积。除了上述原因外，还有血管炎、血管畸形等原因会导致脑卒中，即"管道"发生病理性的变化。针对头颈部的"管道"，颈动脉超声可以观察其发生的变化，例如，"管道"的位置有无变异、受压及畸形，"管道壁"的结构是否光滑、斑块的位置、大小以及流速等指标。

有很多研究结果显示，颈动脉超声用于脑卒中检查，除了有相当高的准确性外，还可以显示健康人是否有患病的可能。因此，推荐有脑卒中危险因素的人群做颈动脉超声检查。对于脑卒中患者，颈动脉超声可以找出其病因，对症治疗；对于处于健康状态的人群，则可以发现其危险因素及异常状态，从而提醒高危人群改掉不良习惯，预防脑卒中的发生。

脑卒中为什么要做经颅多普勒超声?

脑超也称经颅多普勒超声检查，具有实时、便携、无创、可在床边操作、可反复检查和可长程监测的优点，因此，它是一种广泛应用于神经系统疾病诊断的检查手段。脑超可以诊断出颅内外动脉狭窄或闭塞的位置，明确脑缺血发生的机制，了解侧支循环建立的情况，以及指导临床选择合适的治疗决策。除此之外，还可以用于评估治疗措施的效果，实时监测血管的再通状况。对于有脑卒中危险因素的患者可以用脑超筛查颅内外及颈部血管的狭窄或闭塞情况；对于无症状的颅内外动脉狭窄或闭塞患者，应该定期进行脑超随访，以及时发现异常状况，防止脑卒中的发生。

对于可疑的脑血管病患者，应该同时进行颈内动脉超声检查和经颅多普勒超声检查。通俗地讲，相当于一条大河下游出现了"垃圾"，我们并不清楚是大河的"主干"出的问题，还是汇入大河的"支干"出的问题。颈内动脉超声就是针对颅内外"支干"血管进行检查，而经颅多普勒超声则是对颅内外"主干"血管进行检查。反之，如果只单一地进行一项检查，并不能判断"垃圾"的来源，并没有达到检查的目的。因此，推荐患者同时进行颈内

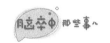

动脉超声和经颅多普勒超声两项检查，准确判断异常血管的位置，以达到医生给予患者合适、准确治疗的目的。

脑卒中后，如何抓住黄金救援时间？

脑卒中的治疗就是一场与时间的较量，因此，我们要抓住黄金救援时间，及时到达医院。因为脑组织对缺血、缺氧十分敏感，血供完全中断 6 秒，患者即可出现意识丧失。在一般的二级医院或者基层医院，黄金救援时间是 3 ～ 4.5 小时，这是静脉溶栓的时间窗。在发病 3 ～ 4.5 小时给予静脉溶栓药，有 60% ～ 70% 的机会重新开通血管。而在一些大型医院，黄金救援时间是 6 ～ 24 小时，即患者在发病的 6 ～ 24 小时到达医院，除了静脉溶栓，还有动脉取栓的方式，有超过 80% 的血管都可以重新打开。这就要求我们尽快识别脑卒中，比如用"12036 识别法""FAST 识别法"。

我们还要熟悉脑卒中救治流程，当家人出现脑卒中信号后，应立即拨打急救电话 120 求助，记下发作时间，在等待急救人员到来时，要平稳放置患者，头偏向一侧，防止痰液或呕吐物回吸入气管造成窒息，保持呼吸道的通畅。如患者有假牙也应取出，防止误吞。如果患者是清醒的，要安慰患者，缓解其紧张情绪；

家人应保持镇静，切勿慌张，不要大哭或大喊，以免给患者造成心理压力。

记住以上几点，记住发病时间，抓住黄金救援时间3～6小时，在此期间救治能将危险降到最低。

脑卒中治疗的基本原则是什么？

在脑卒中的分类中，最常见的是缺血性脑卒中，包括脑血栓形成、腔隙性梗死和脑栓塞等，约占全部脑卒中的70%，是脑血液供应障碍引起的脑部缺血病变。其次常见的还有脑出血及蛛网膜下腔出血。不同类型的脑卒中治疗原则不同。

如果发生了出血导致的脑卒中，治疗原则为安静卧床、脱水降颅压、调整血压、防止继续出血、加强护理，维持生命功能，防治并发症，以挽救生命，降低死亡率、残疾率，减少复发。降低颅内压，是因为脑出血后可使颅内压增高并致脑疝形成，是脑出血死亡率升高及影响功能恢复的主要因素。积极控制脑水肿、降低颅内压是脑出血急性期治疗的重要环节，必要时需要手术治疗。

如果发生了缺血性脑卒中，第一时间是开通血管，重新恢复

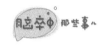

血流，就像让断流的河流再次复流。如果在合适的时间内重新恢复血流，脑卒中可能会被完全治愈或好转，而不留任何后遗症或者最大限度地减少后遗症。紧急开通手段包括静脉溶栓和机械取栓。我们在脑卒中来临时不可以浪费时间，而是应该争分夺秒与脑卒中抢时间，早识别、早发现、早送达卒中中心，并施行专业的治疗，不要让宝贵的时间流逝在自己的延误上。时间的延误就是大脑的丢失，急性溶栓与机械取栓刻不容缓，开通治疗每延迟1分钟，神经细胞就会死亡190万个。如果治疗速度足够快，有效的治疗可以减少或消除急性缺血性脑卒中引起的脑损伤，从而减少后遗症，减少致残，给患者带来获益。

阿替普酶（rt-PA），中文名叫重组组织型纤溶酶原激活剂，能够溶解血栓，目前被认为是急性缺血性脑卒中最佳的药物治疗办法，及时应用有可能增加患者获得良好预后的机会。虽然阿替普酶是目前所能建议的最快速而有效的治疗方式，但是它也有一定风险性，如100位使用溶栓的患者，约有3位患者，可能引起症状性脑出血，严重者也可能导致死亡。阿替普酶还有可能引起过敏和身体其他部位出血等不良反应，需要医务人员仔细核对和询问患者的情况。但是从世界医学研究结果来看，进行静脉溶栓还是利大于弊的。医务人员没有办法保证不会发生严重的颅内或是身体其他部位的出血，但在治疗后，医护人员将密切注意病情变化，并尽一切可能来防止药物产生的不良反应，给患者带来获益。

脑卒中的急性期需要及时抓紧时间对症治疗，因为恢复期可能比较漫长，需要患者积极配合治疗，要有打持久战的准备，治疗周期可能长达 1～3 年，需要患者坚持服药治疗，辅以康复训练。切不能听信街边广告或者网络上的不法分子推荐的假药，不能随意增减药物剂量。如果症状没有明显的改变或者波动，应该在医生的指导下调节药量。脑卒中的患者大多数会有失语的症状，在恢复期时，应该进行科学的语言训练，帮助患者及早恢复语言功能。语言训练应该由简到难，由短到长，循序渐进，不要过于着急。

运动疗法是帮助患者恢复运动功能的重要步骤，也能够帮助患者恢复自理能力。脑卒中的患者虽然有偏瘫、失语的症状，但是神志大多数是正常的，长期的病痛折磨会让患者变得暴躁、焦虑，出现情绪异常，所以在治疗的过程中也需要辅助心理安慰，消除不良情绪，必要时可以询问医生的建议。

饮食方面应该以低盐、低脂、高蛋白、高膳食纤维为主。脑卒中后遗症只要治疗得当，还是可以恢复的。大家不要轻易放弃，积极配合医生的治疗，正确用药，做好康复训练。

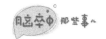

治疗缺血性脑卒中的药物有哪些？

缺血性脑卒中的药物主要包括以下三类。

1. 改善脑血管循环药物

①静脉溶栓药物：有阿替普酶、尿激酶和替奈普酶等。我国目前使用的主要溶栓药是阿替普酶和尿激酶，且有效溶栓时间窗为 3 小时内或 4.5 小时内，用量推荐为 0.9 mg/kg。尿激酶的推荐剂量为 100 万～ 150 万 IU 溶于 100 ～ 200 mL 生理盐水，持续静脉滴注 30 分钟，用药期间应严密监护患者。

②抗血小板药物：有阿司匹林、氯吡格雷。阿司匹林可抑制血小板的释放反应和聚集反应，在体内能延长出血时间，减少血栓的形成。据研究显示，氯吡格雷已成为继阿司匹林之后临床最主要的抗血小板药物。氯吡格雷与阿司匹林双联抗血小板的治疗方案，效果更好。对不能耐受阿司匹林者，可考虑选用氯吡格雷等抗血小板治疗。对氯吡格雷药物抵抗，可加大氯吡格雷剂量或更换其他抗血小板药物。

③抗凝药物：目前主要有华法林和新型抗凝药物（NOACs）两大类。华法林是预防房颤卒中的有效药物，可以显著降低非瓣膜病房颤患者的脑卒中风险及死亡率。但华法林的药效受遗传及

环境因素（饮食、药物等）的影响，在临床应用中抗凝达标率较低。NOACs 使用简单，不需常规凝血指标的监测，较少有食物和药物相互作用，代表药物有达比加群酯和利伐沙班。NOACs 在治疗脑卒中及体循环栓塞疗效上不劣于华法林，甚至优于华法林；使用NOACs 后颅内出血发生率均低于华法林。

2. 他汀类药物

临床常用的他汀类药物有洛伐他汀、辛伐他汀、普伐他汀、氟伐他汀、阿托伐他汀、瑞舒伐他汀、匹伐他汀。由于每种他汀类药物的结构不同，其理化性质也各有特点，所以在药理作用、适应证、用法用量、不良反应等方面各有差异。医生会根据患者实际情况进行选择不同他汀类药物。

3. 神经保护药物

这类药可改善缺血性脑卒中患者预后，依达拉奉可以改善脑部微循环，增加脑血流量，减轻缺血半暗带的再灌注损伤，还能够减轻神经细胞和血管内皮细胞的氧化损伤，还可以改善接受阿替普酶静脉溶栓患者的早期神经功能。需要注意的是，肾功能不全的患者应慎用该药物。胞二磷胆碱又称胞磷胆碱，作为人体的正常成分，具有改善脑组织代谢、促进大脑功能恢复的作用。此外，降低纤维蛋白原、改善微循环等药物在急性缺血性脑卒中的治疗和改善预后方面，也发挥了一定的药理作用。

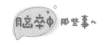

治疗出血性脑卒中的办法有哪些?

出血性脑卒中的治疗包括脱水降颅压、控制血压、使用脑保护剂和止血药物等。

1. 脱水降颅压

脑出血后颅内血肿和继发性脑水肿使颅内压升高可导致脑疝，危及生命，积极控制脑水肿、降低颅内压是治疗的重要步骤之一。临床常用药物有甘露醇、甘油果糖、甘油盐水、利尿剂、人血白蛋白等。

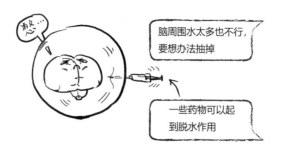

脑周围水太多也不行，要想办法抽掉

一些药物可以起到脱水作用

2. 控制血压

脑出血时不急于降血压，应先降颅内压，再根据血压情况决定是否进行降血压治疗。使血压维持在略高于发病前水平或

180/105 mmHg 左右，血压降低幅度不宜过大。应选择平稳降压药物，如贝尼地平、尼卡地平等。

控制血压，及时"关小阀门"

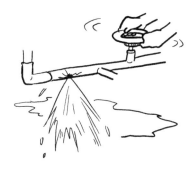

3. 脑保护剂

目前，临床常用的脑保护剂有钙离子拮抗剂、氧自由基清除剂和神经保护剂。钙离子拮抗剂，如尼莫地平可以显著改变原发灶缺血的体积，增加原发灶及远隔部位缺血灶局部的脑血流量。依达拉奉是临床常用的氧自由基清除剂，可增加细胞、组织的耐缺氧能力，从而减轻脑水肿，延长神经细胞的存活时间，促进脑出血患者的神经功能康复。神经保护剂，如胞二磷胆碱钠、脑蛋白水解物等，可改善缺血引起的脑细胞毒性作用。

4. 止血药物

对于严重凝血因子缺乏或血小板较少的患者，可给予补充凝

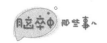

血因子和血小板。

药物是通过什么机制治疗脑卒中的?

治疗缺血性脑卒中的药物主要有 3 大类，也就是我们所说的"三剑客"，他们是通过什么机制来治疗缺血性脑卒中的呢？接下来我们详细阐述一下。

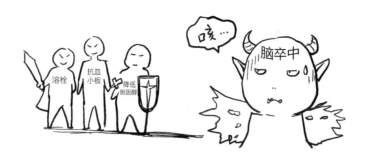

1. 抗血小板聚集药物

抗血小板聚集治疗是急性缺血性脑卒中一级预防及缺血性脑卒中恢复期二级预防的重要用药。有研究表明，积极应用抗血小板药物可使脑卒中复发率降低 11% ～ 15%。

任何病理类型的血栓，其形成过程均从血小板黏附开始。黏附反应主要在血管内皮细胞损伤时出现。因此，抗血小板治疗是防止血小板发生黏附、释放，最终目标是防止血小板发生聚集反应。常用药物有：

①环氧化酶-1 抑制剂：阿司匹林是目前最常用的单独抗血小板药物，主要通过抑制环氧化酶-1 的活性进而减少血栓素合成，从而发挥抗血小板、抗血栓形成的作用，因此，在血栓相关性脑卒中的治疗中具有重要作用。

② ADP 受体拮抗剂：氯吡格雷是 2 代 ADP 受体拮抗剂，是目前临床常用的血小板受体 P2Y12 抑制剂。

③血小板 GP Ⅱ b/ Ⅲ a 受体拮抗药：GP Ⅱ b/ Ⅲ a 受体是血小板血栓形成的最终共同路径，而 GP Ⅱ b/ Ⅲ a 受体拮抗剂能有效阻断这一过程。血小板 GP Ⅱ b/ Ⅲ a 受体是一种膜结合蛋白，在静息血小板表面约有 8 万个分子。已被批准的 3 种静脉注射血小板 GP 受体拮抗药是阿昔单抗、依替巴肽、替罗非班。

④其他抗血小板聚集药物：双嘧达莫能使红细胞和血管内皮对腺苷的摄取和代谢作用被抑制，腺苷在血管内皮内浓度增加，腺苷酸环化酶被激活，血液中环磷酸腺苷浓度升高，使其抑制血小板聚集功能增强。

2. 抗凝药物

缺血性脑卒中的急性期由于血管内皮细胞损伤、血小板活化等原因，会激活凝血系统而导致血液处于高凝状态。研究显示，

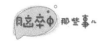

在进展性脑卒中发病的 24 小时内凝血酶及 D- 二聚体水平显著增高。人体凝血过程可分为 3 个部分，即凝血酶原复合物生成、凝血酶原激活和纤维蛋白生成。根据作用靶点部位可将抗凝药物分为四大类：肝素类、维生素 K 拮抗药、凝血因子 Xa 抑制药、凝血酶抑制药。

①肝素类抗凝药物：主要包括普通肝素、类肝素、低分子肝素等。肝素可与抗凝血酶（AT）结合，催化灭活凝血过程中的 XII、XI、IX、X、II 因子，其作用靶点广泛，通过内源性和共同凝血途径发挥抗凝作用。

②维生素 K 拮抗剂：代表药物为华法林。通过竞争性抑制维生素 K 环氧化物还原酶，拮抗依赖维生素 K 的凝血因子 II、VII、IX、X，广泛抑制内源性、外源性以及共同凝血途径，具有稳定可靠的抗凝效果。

③凝血因子 Xa 抑制剂：代表药物有阿哌沙班、利伐沙班、艾多沙班等。凝血酶原复合物的形成为凝血过程的关键首要环节，其形成首先需要激活凝血因子 X，凝血因子 X 是参与血液凝固过程的各种蛋白质组分，X 因子可活化凝血因子 Xa，它的生理作用是与其他化合物在血管出血时被激活，和血小板粘连在一起并且补塞血管上的漏口，凝血因子 Xa 抑制药通过抑制凝血酶原酶复合物的形成，阻断了凝血过程。

④凝血酶抑制：代表药物有达比加群酯、阿加曲班等。

3. 他汀类药物

该类药物是 3 羟甲基戊二酸单酰辅酶 A(HMG-CoA) 还原酶抑制剂，能降低胆固醇，改善动脉粥样硬化，减少心血管疾病的发病率和病死率。他汀类药物减少内源性胆固醇的合成，增加低密度脂蛋白 (LDL) 受体表达，使低密度脂蛋白胆固醇（LDL-C）清除增加。他汀类药物和 HMG-CoA 结构同源，后者竞争性地取代了酶，阻断细胞内羟戊酸代谢途径以达到抑制胆固醇合成的目的。还能减少肝脏储存，增加 LDL 受体合成。动物模型揭示了他汀类药物通过增加一氧化氮 (NO) 而增加脑血流、抗谷氨酸兴奋性毒性，使得血管和神经再生。更重要的是，他汀类药物有多效性效应，能改善内皮功能，减轻炎症反应，增加血小板稳定性，抗血小板聚集。他汀类药物的多效性作用机制是通过抑制了类异戊二烯的中间物，阻断甲戊二羟酸途径和干扰小 G 蛋白功能。小 G 蛋白包括 Ras、Rac1、RhoA，它们参与了血管相关的几个信号通路，这些通路调制活性氧 (ROS) 的生成：NADPH 氧化酶和内皮素 -1 降低内皮型一氧化氮合酶 (eNOS)mRNA 稳定性并解偶联；也调节血管紧张素 1 受体基因表达。他汀类药物激活 PI3K(磷脂酰肌醇 3 激酶)/Akt 信号来发挥 NO 生物利用度的附加效应，增大 eNOS 磷酸化作用，减少内皮素 -1。这使得 ROS 和 NO 的产生和利用发生变化，从而增加了血管舒张，促进血管再生，减少氧化应激和炎症反应。

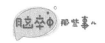

抗血小板药，只吃一种还是几种一起吃好？

脑卒中后，需要抗血小板治疗，具体是吃一种还是几种，视病情而定，具体如下。

1. 单药抗血小板聚集治疗

①非心源性脑卒中抗血小板治疗。医生根据非心源性缺血性脑卒中患者的危险因素、耐受性、药物有效性及其他临床情况，个体化选择抗血小板药物，以预防缺血性脑卒中和其他心血管事件的再发。非心源性急性脑卒中患者在发病后24～48小时要服用一种抗血小板药，如阿司匹林（50～325 mg/d）或氯吡格雷（75 mg/d），但对于静脉溶栓治疗的患者，通常推迟到24小时后服用阿司匹林。在不具备阿司匹林或氯吡格雷的治疗条件时，西洛他唑可用于急性脑卒中患者，可作为阿司匹林的替代药物。

②合并心房颤动的缺血性脑卒中患者的抗血小板治疗，应根据患者的危险因素、耐受性、潜在的药物相互作用和肾功能、服用华法林治疗的 INR（国际标准化比率）来个体化选择抗凝药物。对于不能接受抗凝治疗的患者，可使用阿司匹林抗血小板治疗。

2. 双联抗血小板治疗

对于未接受静脉溶栓治疗的轻型脑卒中（NIHSS 评分：0～3

分）及高危短暂性脑缺血发作患者，在发病 24 小时内启动双重抗血小板治疗 [阿司匹林 100 mg/d，联合氯吡格雷 75 mg/d（首日负荷剂量为 300 mg)],持续 21 天后可改成单药氯吡格雷 75 mg/d，能显著降低 90 天内脑卒中的复发风险。

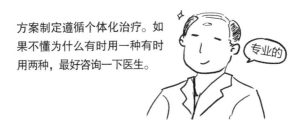

方案制定遵循个体化治疗。如果不懂为什么有时用一种有时用两种，最好咨询一下医生。

专业的

高血压合并脑卒中，服药应注意什么？

高血压是最常见的脑血管病危险因素之一，所以在临床治疗过程中经常会遇到高血压合并脑卒中的患者。对于这类人群，我们如何处理呢？

高血压导致脑卒中的机制分两种情况。

第一种是高血压导致的缺血性脑卒中，它的可能机制为：

1. 大多数患者是由于动脉粥样硬化血栓形成而发病，高血压是动脉粥样硬化性脑血栓形成的主要危险因素。

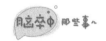

2. 收缩压和舒张压升高均可增加脑卒中的发病率。我国的流行病学资料显示，脑卒中患有高血压病史者约占 76.5%，高血压患者脑卒中发生率比正常血压者高 6 倍，且与血压升高的程度、持续时间、年龄和血压类型有密切关系。约 70% 的缺血性脑卒中患者急性期血压升高，主要表现有疼痛、恶心、呕吐、焦虑、脑卒中后应激状态。多数患者在脑卒中后 24 小时内血压自发降低。

第二种是高血压导致的出血性脑卒中，它的可能机制为：

1. 脑内小动脉痉挛、缺血、缺氧、代谢障碍造成细小动脉通透性增加，引起漏出性出血或细小动脉管壁破裂出血。

2. 小动脉瘤或微动脉瘤破裂出血。

3. 大脑中动脉与其所发出的小血管（深穿支）呈直角，易受较高压力血流的冲击，在病变的基础上破裂出血。

对于脑卒中的急性期是否需要降压，目前尚有两种看法。

第一种：降压可能有害。它的理论依据是：

1. 急性缺血性脑卒中发生后，病变部位出现中央严重缺血区和周围的缺血半暗带。中央区因严重缺血而很快能量耗尽，导致神经元及神经胶质细胞的不可逆性坏死。

2. 半暗带内的细胞虽然功能异常，丧失了电活动，但因得到侧支血管的供应而能勉强存活。

3. 正常情况下，大脑的血流量存在自身调节机制，缺血性脑卒中时，这种自身调节机制可能受损以致缺血区域的脑血流供应被动地依赖体循环血压。此时，血压升高才能促使侧支血管开放，从而改善缺血半暗带的血流灌注。

在患者就诊过程中我们会经常发现一种情况，例如，患者突发头晕或一侧肢体无力，在家自测血压 160～170/90～100 mmHg，甚至更高，便立即服用降压药，过一会儿继续测血压仍偏高，再口服 1 片甚至 2 片降压药，等到急诊时测血压 90/60 mmHg，甚至更低。这种做法会导致缺血性脑卒中因灌注不足加重病情。

第二种：降压可能有益。它的理论依据是：

1. 降低患者的血压能减轻进一步的血管损害和脑水肿，防止新鲜梗死区转化为出血病变，预防早期脑卒中复发。

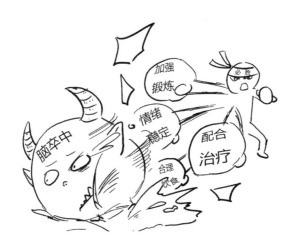

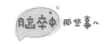

2.降低急性出血性脑卒中患者的血压能阻止血肿的扩展，减轻血肿周围的水肿，预防早期脑内再出血。

综合最近几十年的脑卒中治疗的相关指南和专家共识，脑卒中急性期应该缓慢、平稳地降压，首选非肠道给药，也就是静脉给药的方式进行调控，随时调整，这样可以保证脑血流量。如果口服用药，注意应从小剂量开始，再缓慢递增剂量或联合治疗。

防治脑卒中药物的不良反应有哪些？

高血压、高血脂、高血糖患者的动脉血管压力增加，血液黏滞，容易形成血栓和血管粥样硬化，从而导致脑出血或缺血，引发脑卒中，给患者的身心健康造成危害。那么，针对脑卒中的成因，临床中治疗和预防脑卒中的药物一般有降压类、抗血小板类、降脂类、改善微循环类。俗话说："是药三分毒"，我们在服用这些药物时需要了解药物的不良反应，以便对症处理。

1.降压类

如硝苯地平、卡托普利、吲达帕胺、特拉唑嗪等，这些药物的长期服用可能导致血钾降低、尿酸升高、咳嗽、足踝部水肿、头痛、颜面潮红，严重者可能会诱发和加重哮喘。

2. 抗血小板类

如阿司匹林、氯吡格雷、替格瑞洛等。众多研究表明，阿司匹林对胃肠道有刺激作用，因此，对于胃肠道不好的患者可以同时服用胃黏膜保护类药物缓解症状，或者改用氯吡格雷。但氯吡格雷可能会引起轻微的牙龈出血、鼻出血；而改用替格瑞洛可能会引起胸闷、气短等。

3. 降脂类

最常用的是他汀类药物，如辛伐他汀，还有洛伐他汀、普伐他汀等。此类药物的主要不良反应是容易过敏，还可能会引起转氨酶升高，出现肌溶解（即肌肉疼痛）。

4. 改善微循环类

如马来酸桂哌齐特、长春西汀、依达拉奉、疏血通、醒脑静、银杏叶片等。马来酸桂哌齐特可引起粒细胞减少，并有消化、神经系统的不良反应；长期服用长春西汀可能出现睡眠障碍、恶心、呕吐等；依达拉奉可致肝、肾功能损害；银杏叶片的不良反应较小，部分患者会有过敏、胃肠道刺激症状，但一般停药后即可缓解。

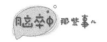

脑卒中患者服药应注意什么？

脑卒中久治不愈常常与患者服药方式不当或未遵医嘱有关，脑卒中患者服药时需注意以下几点。

1. 联合用药

脑卒中本身是在高血压、高血脂、高血糖等慢性病基础上发生的，而这些慢性心血管疾病的治疗本身也需要一个循序渐进的过程，这给脑卒中的治疗造成了一定难度。对于患有基础疾病的患者，需要在控制血压、血糖、血脂等基础上联合使用治疗脑卒中的药物，才能有效预防和治疗脑卒中。但是切忌滥用药物，一定要经过医生诊断后，按剂量和时间服药，以免发生不良反应延误治疗。

2. 遵医嘱服药

尤其对于毒性较大的药物，一定要遵从医嘱。不可自己随意滥用抗生素、激素、维生素等，服药前和医生沟通病情，主动说明自己的过敏史、用药史等，在医生规范指导下，按时按量服用药物。

3. 注意观察不良反应

如降血脂的烟酸，大量长期服用可导致转氨酶升高或发生黄疸；利尿降压药氢氯噻嗪可升高血糖，诱发老年性糖尿病；阿司匹林会加重胃肠道不好人群的刺激症状；辛伐他汀不宜与华法林、维拉帕米、氯吡格雷、地高辛、吉非罗齐等贝特类降脂药、胺碘酮等药物同用。因此，用药过程中，要注意观察有无不良反应，如有异常应及时停药。

4. 坚持长期服药

中国国家卒中登记研究显示，我国急性脑卒中患者第 1 年复发率达 17.7%，5 年累积复发率在 30% 以上。二次脑卒中患者的死亡率是未出现过二次脑卒中患者的 2.67 倍。因此，首次脑卒中后有必要尽早开展二级预防，在遵从医嘱的情况下坚持长期服药，减少复发率，提高生活质量。

脑卒中要终身服药吗？

脑卒中患者是否停药应先咨询医生，不可以擅自停用药物。

通常缺血性脑卒中的患者还常合并高血压、糖尿病、高血脂、高同型半胱氨酸等问题。阿司匹林能降低患者缺血事件的风险；他汀类药物可以辅助逆转粥样斑块，防止其破裂产生栓子；降低血压和血糖类的药物可以帮助改善血管状态，延缓心脑血管疾病的进展。

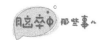

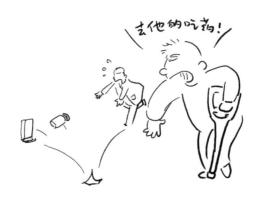

　　建议如下药物长期服用，尽可能终身不停药，如阿司匹林、他汀类药物（包括依那普利叶酸片在内的降压药物）及二甲双胍、胰岛素等降血糖药物，并且要控制血压、血脂、血糖至达到治疗目标，比如，糖化血红蛋白（HbA1c）治疗目标为 < 7%；合并糖尿病、慢性肾病的患者，目标血压应控制在 ≤ 130/80 mmHg；对于发生缺血性脑卒中和短暂性脑缺血发作（TIA）的患者，目标血压应控制在 ≤ 140/90 mmHg；低密度脂蛋白胆固醇（LDL-C）下降 ≥ 50% 或 LDL ≤ 1.8 mmol/L 等。

　　对于心源性脑卒中患者而言，栓子常来源于心房颤动所致的心房血栓脱落，医生常

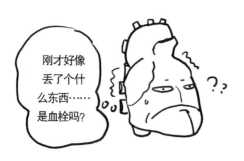

给予这些患者规范的抗凝方案，慢性房颤的患者不可以擅自停用抗凝药物。如果出现皮疹或周围血管出血的情况需要减量，一定要有医生的指导。停用抗凝药物可能会加快血栓产生，导致缺血事件，如脑卒中再次发生。

静脉溶栓在脑卒中治疗过程中的重要性

脑卒中为我国的常见病和多发病，其特点主要有以下 4 点：

1. 高发病率，为全球第一。

2. 高死亡率，每年因脑卒中死亡人数高居我国居民死因首位。

3. 高致残率，约 75% 患者丧失劳动能力，40% 的患者出现重度残疾。

4. 高复发率，经抢救治疗的存活者 5 年内复发率为 21.5%，显著高于欧美国家，远超过肿瘤和冠心病。

因此，缺血性脑卒中治疗的关键在于尽早开通闭塞血管、恢复血流以挽救缺血半暗带组织，把握"黄金 3 小时"。

国内外的指南均推荐，对于发病 3 小时内的缺血性脑卒中且符合溶栓条件者，应尽快给予静脉溶栓治疗，越早接受溶栓治疗，效果越好。对于脑卒中患者，时间就是大脑，时间就是生命。资

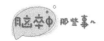

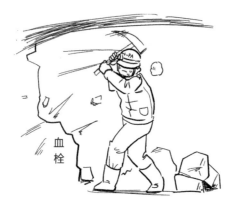

料显示，每早 1 分钟溶栓 = 延长 1.8 天寿命。溶栓治疗每延迟 15 分钟 = 健康寿命减少 1 个月。

静脉溶栓是急性缺血性脑卒中最有效的治疗方式，溶栓治疗就是通过溶栓药物把堵在脑血管里的血栓溶解掉，使闭塞血管再通，及时恢复血供，减少缺血脑组织坏死，可降低 3 年死亡风险 22%。国内常用的静脉溶栓药物为阿替普酶（rt-PA）、尿激酶等。然而，目前能够真正从溶栓治疗中获益的急性缺血性脑卒中患者的比例很低。据流行病学调查资料显示，欧美国家非专业综合医疗中心的溶栓治疗率仅为 1.6% ～ 21.7%，卒中中心的治疗率也只有 41.1% ～ 61.3%。第 34 届国际脑卒中大会上，首都医科大学附属天坛医院神经病学中心主任王拥军领导的国家科技支撑计划研究团队报告了中国急性脑卒中溶栓治疗现状，结果显示，我国缺血性脑卒中的静脉 rt-PA 溶栓率仅 1.3%，远远低于发达国家的 10%，甚至未达到全球溶栓治疗率的平均水平。

导致我国静脉溶栓治疗不能推广的因素有很多，包括患者就诊不及时、治疗时间窗短（3 ～ 4.5 小时）、血管再通率低（仅

血栓

46.21%)、存在症状性出血转化的严重风险、各医疗中心缺乏有效的溶栓治疗"绿色通道"以及过度担心溶栓药物产生的不良反应等。因此，提高溶栓治疗率，还需要医患一致努力。

脑卒中可以取栓吗？

"一人致残，全家拖累"，这已成为人们对脑卒中的普遍观点。随着医学知识的不断普及和深入，很多人对"缺血性脑卒中后可以取栓"有了一定的了解，但没有具体的概念。下面，我们就一起来学习一下。

我们都知道脑细胞是不可再生的。当脑血流被阻断后，脑细胞每分钟会死亡大约 190 万个。因此，脑卒中的急性期治疗尤为重要。机械取栓是治疗急性缺血性脑卒中大血管闭塞的一个重要手段，动脉机械取栓术是近年来脑缺血性疾病治疗发展史上的一个里程碑式飞跃。

再来了解一下什么是机械取栓。顾名思义，它是通过使用微导丝、微导管、取栓支架等机械方法将血栓直接从堵塞的血管中取出，使闭塞血管快速再通，以恢复闭塞部位的血流。简言之，机械取栓的目的是在动脉狭窄后且造成不可逆的神经损伤之前，

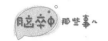

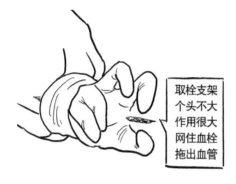

取栓支架
个头不大
作用很大
网住血栓
拖出血管

通过机械装置取出堵塞血管的血栓，使闭塞血管血流再通，尽早恢复脑组织血供。因效果直接，血管再通迅速，可极大减少死亡率和致残率。

那么，哪些患者适合做机械取栓呢？机械取栓并不适用于所有急性脑卒中患者。根据《中国急性缺血性脑卒中早期血管内介入诊疗指南》建议，脑卒中患者经过影像学检查证实为大血管闭塞前循环闭塞发病时间在 8 小时以内，后循环大血管闭塞发病时间在 24 小时内的患者，在专业医师评估后，适合者可以行机械取栓治疗。

另外，机械取栓还有一些禁忌证，比如，血小板过低、凝血功能明显异常、有活动性出血者等都不适合做机械取栓。

综上所述，机械取栓能改善缺血性脑卒中患者的临床预后，使患者死亡率和致残率均有下降，这些均与改善血管再通相关，其中血管开通率达 80% ～ 90%。因此，对突然出现言语不清、口角歪斜、肢体无力等疑似脑卒中的患者，切记"时间就是大脑"，应立即送至具有溶栓及取栓能力的医院，请专业的神经科医师进行评估后，给予及时的救治措施。

外科介入治疗很重要吗?

前面我们讲到,缺血性脑卒中治疗的关键在于尽早开通闭塞血管、恢复血流以挽救缺血半暗带组织。目前临床上早期血管开通治疗方法主要是药物治疗(静脉溶栓),但由于严格的时间窗限制(3~4.5小时),且合并大动脉闭塞再通率低(13%~18%),能够从此项治疗中获益的患者不到3%,90天病死率和致残率高达21%和68%,治疗效果并不令人满意。近年来,随着一些新的血管内治疗器械(支架取栓装置及血栓抽吸装置等)相继应用于临床,显著提高了闭塞血管的开通率,通过外科介入治疗,包括(动脉溶栓及机械取栓、血管成形支架术等),大大提高了患者的治愈率,减少后遗症的遗留,改善患者长期预后,使得很多患者受益。另外,很多医院采用静脉内溶栓后,配合介入造影及动脉内机械取栓治疗的"桥接"治疗,效果显著,安全性较高。

对于出血性脑血管病——蛛网膜下腔出血,其主要是因颅内动脉瘤破裂引起。颅内动脉瘤是颅内动脉壁上的脆弱部分向外膨出或扩张而形成的薄壁球状物,它在蛛网膜下腔出血中占重要比例。脑内动脉瘤破裂往往会引起严重的神经功能障碍,甚至危及

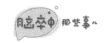

生命，故而常常被称之为颅内的"定时炸弹"。一般而言，动脉瘤确诊后应积极处理，介入栓塞作为相对"微创技术"，患者获益明显。对于蛛网膜下腔出血患者，非创伤性影像学检查如 CT、MRI、CTA、MRA（磁共振血管造影）等均可用于诊断，但数字减影血管造影可以从不同的角度清晰显示动脉瘤的大小、形态、部位、瘤颈、载瘤动脉及其与周围血管的空间关系，拥有其他无创检查无可比拟的优势，可以为介入治疗或手术治疗提供更丰富、有益的信息。

外科介入治疗作为近年来蓬勃发展的"损伤小、疗效好"的新技术，在脑卒中治疗过程中拥有着无可比拟的优势，它从根本上解决了脑血管病的病因问题，从而大大提高了患者的治愈率和远期预后。

脑子里放了支架会疼吗？

目前，颅内支架手术已经在临床上广泛开展，可以利用支架植入技术重新开通，重建脑血管，恢复脑血流，疗效是确切的。对大部分患者而言，颅内放支架是不会引起疼痛的，只有少部分患者可能会出现头痛等不适症状。常见的疼痛原因有三点。

1.高灌注综合征

脑血管支架植入后血管再通，随着脑血流量的增加和脑血流速度增快，部分患者会出现血压急剧升高，从而出现头痛不适。这种情况通过降压或降颅压治疗后，症状即可得到缓解。

2.脑血管痉挛

由于支架对人体而言是一种异体，放完支架之后，支架对血管壁的支撑力刺激到血管的内皮神经，可能会出现血管痉挛，导致头痛。部分患者观察一段时间后疼痛症状会自行消失。如果症状持续应及时就医，可以通过相关的脑血管扩张药物来进行头痛的控制。

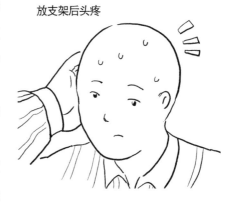

放支架后头疼

3.情绪所致

很多患者在颅内植入支架后会出现失眠、兴奋以及焦虑等，从而出现头痛不适的症状，部分人会想当然地把这类不舒服认为是支架出了问题。其实不然，这些是大脑在对支架植入术后脑血流量的突然改变的一个适应过程，是完全正常的，不必过分焦虑而影响正常的工作和生活。

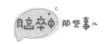

综上所述，对大部分患者而言，颅内放支架是不会引起任何疼痛的。少部分患者的疼痛不适，经过积极的处理也是可以得到明显缓解的，因此大可不必担心。

脑子里放了支架，以后还要吃药吗？

颅内支架，通常是一种特殊的镍钛合金，这种支架在动脉血管内，虽然能起到保证动脉血供的作用，但对于人体而言，支架是一种金属异物。血液容易在支架上赘聚，形成血栓，血栓脱落又可以引起脑梗死。因此，颅内动脉植入支架，仅仅只是缺血性脑血管病治疗的一种手术方式，手术后药物治疗可以维护支架的流畅，更应引起重视。因此，应用颅内支架的患者是必须吃药的。下面我来详细介绍一下。

首先，坚持用药是最重要的一点。患者要坚持药物治疗来降低支架血栓形成的风险。《中国急性缺血性脑卒中诊治指南》指出，对支架植入术后的患者，阿司匹林肠溶片联合氯吡格雷片需常规联合应用 3 个月（具体联用时长，可以根据病情变化随时调整）。需要注意的是，上述两类药物均为抗血小板聚集药物，使用期间，应注意有无各种出血倾向，如皮肤黏膜出血、鼻腔出血、消化道出血等，如有异常，应立即停药并及时就医。另外，患者还应服用他汀类药物（如阿托伐他汀钙片）进行治疗，它可以有效降低血脂，稳定血管内的斑块，降低斑块脱落的风险，服药期间应注意复查肝功能、肾功能、血脂，如有肌肉疼痛应及时就诊。那么，为什么会肌肉酸痛呢？肌肉疼痛是他汀类药物比较严重的不良反应之一，大部分发生在患者服用后的 8 ～ 25 周，很多会以肌肉疼痛、无症状血清肌酸激酶数值升高为症状，目前他汀类药物会导致肌肉疼痛主要有两个原因：第一个原因是药物中所含的他汀会阻碍辅酶 Q_{10} 的合成，而辅酶 Q_{10} 主要参与能量代谢以及细胞呼吸，当身体缺乏这种物质就会导致肌肉出现酸痛感；第二个原因是认为他汀会影响肌肉细胞中的蛋白质合成，蛋白质是肌肉生长的主要来源之一，一旦缺乏蛋白质肌肉生成量则减少，肌肉结构损伤就会导致一系列相关症状，如肌肉疼痛。

其次，除了坚持服用药物之外，颅内支架术后还应注意生活方式的调整，比如，禁烟限酒、调整饮食、控制体重等。在选择食物时，应尽量选择低脂、低胆固醇膳食，并注意限制含糖食物的摄入量。尽量清淡饮食：如多食新鲜蔬菜、瓜果以及植物蛋白、植物油等；对于瘦肉、鱼类、植物油、奶类、鸡蛋等适当补充即可；忌食动物脂肪以及胆固醇含量高的食物。还需要注意的是，颅内支架的患者以中老年患者居多，体质弱、病情不稳定及老年人等不宜在寒冷天气进行户外锻炼，运动锻炼更要量力而行。

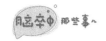

脑卒中合并冠心病，治疗时应注意什么？

　　缺血性脑卒中与冠心病具有相同的病理生理基础，治疗原则也大体相似，这里我们不再赘述。而出血性脑卒中合并冠心病在治疗方面则存在矛盾。

　　冠心病患者发生颅内出血时，应该注意什么呢？

　　颅内出血有可能危及生命，是抗血小板治疗（常用阿司匹林肠溶片、硫酸氢氯吡格雷片等药物）的严重并发症。需要指出的是，颅内出血原因很多，不一定都是由于药物引起，需要专业医生鉴别。

　　近年来有研究显示，约 2/3 的冠心病患者合并高血压，血压长期控制不佳会导致颅内出血。此外，合并有脑淀粉样血管病、肝肾功能不全、凝血功能受损、心力衰竭的患者服用抗血小板药物后易发生颅内出血。所以，建议服用药物期间一旦出现脑卒中表现，尽快就诊。若发生颅内出血，需要由专业神经内科、神经外科、心内科医生评估患者病情严重程度后，结合影像学检查，共同制定个体化的治疗方案。

脑卒中合并房颤，治疗时应注意什么？

心房颤动（简称房颤）是一种常见的心律失常，我国流行病学资料显示，普通人群房颤的总患病率为 0.65%，男性高于女性，且患病率随年龄增加而升高，80 岁以上人群的患病率可达 7.5%。由于房颤时心房有效收缩消失，血流淤滞，容易形成左房附壁血栓，血栓脱落可引起脑栓塞和 / 或系统性栓塞，临床上称为心源性栓塞。因血栓可反复形成、脱落，所以对于合并房颤的患者，预防性抗栓治疗尤为重要。

对于合并有缺血性脑卒中的房颤患者，治疗上建议使用抗凝药物。目前，用于临床的抗凝剂主要有华法林和新型抗凝药物。华法林在心源性栓塞二级预防中的作用早已被证实，各国"指南"均推荐无禁忌证的房颤患者使用适当剂量的华法林抗凝治疗，以预防栓塞事件再发。新型抗凝药物是近年来开发的一组抗凝药物，其作用于凝血过程的不同环节，相对于华法林的优势在于与食物药物相互作用少、无须频繁抽血化验来调整剂量和监测 INR、出血风险低，因此，使用更加方便，但是新型抗凝药物价格较昂贵。目前用于临床的主要有达比加群、利伐沙班、阿哌沙班等。

对于合并出血性脑卒中的房颤患者，在治疗上，需要由专业

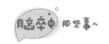

神经内科、神经外科、心内科医师评估患者病情严重程度后，结合影像学检查，共同制定个体化的治疗方案。

脑卒中合并心衰，治疗时应注意什么？

对于心力衰竭（简称心衰）的患者，本身就具有高血压、糖尿病、高血脂等一种或多种心脑血管病的高危因素，有脑卒中的基础。同时心衰患者心功能差，心脏射血分数减少，容易产生脑供血不足。加上心衰患者治疗中常使用利尿剂，血流速度减慢，增加血液黏稠度，容易引起血栓。

以上原因导致脑卒中合并心衰者在治疗上存在矛盾。心衰患者需降低心脏负担，血压偏低可以减轻心衰症状，而对于脑梗死患者需要保证脑灌注，避免血压过低。这就需要专业医生评估后权衡降压治疗的利弊。心衰患者出现脑梗死时，若使用强效利尿剂，会导致水分丢失过多，血液浓缩，血黏度增加，导致脑缺血加重，所以治疗上建议计算出入量平衡，避免使用强效利尿剂。因此，详细询问病史、密切观察病情变化，个体化治疗尤为重要。

脑卒中合并糖尿病，治疗时应注意什么？

关于脑卒中合并糖尿病的患者，首先我们要明确诊断，分清患者是缺血性脑卒中合并糖尿病，还是出血性脑卒中合并糖尿病，对于不同类型的脑卒中合并糖尿病的患者我们采取的措施和治疗的重点有所不同。

缺血性脑卒中合并糖尿病的患者有以下特点：①患者的发病年龄较早；②男性患者与女性患者的比例差异不大；③本病较易反复发作，病情一般出现进行性加重，恢复较为困难，患者预后差；④主要为多发性脑梗死，梗死病灶以中小病灶较多；⑤患者的临床表现较为复杂，一般除了动脉粥样硬化外，脑实质内的小动脉也会出现增殖性病变。

出血性脑卒中合并糖尿病的患者有以下特点：①本病发病急骤，需立即处理，否则极易引起脑组织坏死；②患者预后较缺血性脑卒中合并糖尿病患者差；③常与高血压并发。

在治疗疾病的过程中，我们讲究的是对症治疗，先重后轻，先处理对人体危害严重的主要诊断，再去处理对人体影响较小的次要诊断，由于糖尿病属于慢性消耗性疾病，脑卒中合并糖尿病的患者常常因脑卒中而住院，在治疗脑卒中的同时要密切关注患

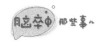

者血糖的变化，防止其他并发症的发生。

血压控制住了，就不会发生危险了吗?

前面我们介绍了高血压患者脑卒中的发病机制，高血压是脑卒中的危险因素，良好的血压控制可以有效降低高血压患者脑卒中的发病率。但血压控制住了是不是就不会有脑卒中的危险了呢？显然这种说法是错误的，脑卒中的发生是由环境因素、遗传因素以及个人的生活方式等多种因素共同作用的结果，单一控制血压仅仅是避免了脑卒中发生的一种因素而已。所谓"条条大路通罗马"，只有尽可能地避免脑卒中发病的各种危险因素，才能降低脑卒中的发病率。

关于脑卒中患者，良好的血压控制可以有效避免相关并发症的发生，针对不同类型的脑卒中患者所采取的血压控制措施也不尽相同，例如，缺血性脑卒中可能导致应激性的血压增高，贸然使用强降压药，可能导致脑灌注降低，产生严重后果。因此，在对患者的诊疗过程中要充分结合患者的自身情况制定合理的诊疗方案，最大限度地保障患者的人身健康。

脑卒中患者应该多久去医院复诊?

脑卒中患者到医院复诊的时间要根据患者基础疾病和控制情况而定。对于有高血压、糖尿病的患者，我们可能建议其买个血压计、血糖仪，进行家庭自我监测。血压

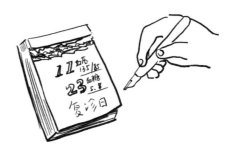

与脑卒中发病风险呈正相关，血压越高则缺血性脑卒中发生的风险越高：收缩压＞ 160 mmHg（1 mmHg=0.133 kPa）和 / 或舒张压＞ 95 mmHg 者脑卒中发病风险约是血压正常者的 4 倍，且收缩压每升高 10 mmHg、舒张压每升高 5 mmHg 则脑卒中发病风险分别升高 49%、46%。而伴有糖代谢异常或糖尿病的脑卒中患者，缺血性脑卒中复发风险为 1.8% ～ 6.0%。因此，如果血压、血糖等指标稳定，可以一个月到医院门诊复诊一次，但要是血压、血糖波动较大，控制不理想，需要调整治疗方案时应尽早去医院复诊。

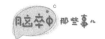

脑卒中治疗有何新进展？

　　脑卒中属于急救和抢救类疾病，临床上认为其最佳的治疗时间窗为发病后 3 ~ 4.5 小时，因为在这个时间内，有更多的基层卒中中心可以采取静脉溶栓的手段，治疗脑卒中。当然如果您所在城市有高级卒中中心，正像我们前面说的那样，6 小时甚至 24 小时也有机会采取动脉取栓的手段进行抢救治疗。各种治疗方法的目的，都是为脑部建立侧支循环，让受损且得不到血氧供应的脑组织重新恢复血氧供应，尽可能地恢复受损神经元。以下是脑卒中治疗的研究进展。

1. 溶栓治疗

　　溶栓治疗是目前临床上治疗缺血性脑卒中的常用方法，且被认为是目前临床上治疗脑卒中的最有效的药物治疗方法。溶栓治疗是指给予患者溶栓药物，促使和加速血液中血栓的溶解，加速血液循环，恢复血液的流通。静脉溶栓剂的使用较为成熟，动脉溶栓治疗常用于需要紧急治疗的脑卒中患者。溶栓治疗可能会出现颅内出血、灌注损伤等并发症，所以在临床治疗时，需要评估风险、权衡利弊，在用药剂量、种类、时间上严格控制，减少并发症。

2. 抗凝治疗

目前，临床上应用于抗凝治疗的药物主要包括普通肝素、阿加曲班、低分子肝素等，其中阿加曲班用于治疗缺血性脑卒中，具有出血概率少、起效快、用药安全等优点。但是经过大量报道显示，采用抗凝药物治疗，对于完全脑卒中患者的疗效并不显著，其不能有效阻止进展中的脑卒中，但是对于脑卒中的预防及血栓的扩展具有较好的疗效。所以对于脑卒中患者，若无出血症状且无严重心、肝、肾等疾病的患者，可优先选择抗凝药物治疗。

3. 抗血小板聚集治疗

缺血性脑卒中患者因血小板聚集，所以血液多处于高凝状态，故采用抗血小板聚集药物治疗。临床上常用的抗血小板聚集药物主要有阿司匹林、噻氯匹定和氯吡格雷。经大量临床验证发现，氯吡格雷的效果优于噻氯匹定，且不良反应较少。临床上常将阿司匹林与氯吡格雷结合用于抗血小板聚集，经验证实其效果比单一用药效果更好。有学者研究发现，阿哌沙班治疗脑卒中具有减少体循环栓塞、减少出血率和降低死亡率的作用。

4. 神经保护治疗

脑神经保护治疗主要是利用神经因子的功效，对受损的神经元进行修复。目前临床上应用较多的神经元保护剂为依达拉奉，它是自由基清洁剂和抗氧化剂，对脑部功能具有显著改善的作用，

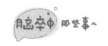

且经大量的临床研究显示，其不良反应少、安全性高。除此之外，临床上常用的神经保护剂还有他汀类药物、钙离子阻滞剂、氨基酸拮抗剂和自由基清除剂。

5. 外科手术治疗

对于生活能力在Ⅱ～Ⅳ级的缺血性脑卒中患者采用外科手术治疗是目前神经外科医生普遍认同的观点。对于此类患者，采用外科手术治疗的效果优于保守治疗。患者意识状态是判断是否给予手术治疗的重要指标，当患者入院后病情未见好转且有加重趋势，意识逐渐模糊，则提示患者可能梗死面积扩大、颅内压升高、脑水肿，需要尽早实施手术治疗；一旦出现双侧瞳孔散大时，可能错失手术治疗的最佳时机。所以，对于符合条件的患者应尽早实施手术治疗，及时阻断恶性循环，降低颅内压，恢复脑组织。

6. 基因治疗

对于修复受损的神经功能尚无特效药物，但是对于修复受损神经周围的脑细胞有大量的实验研究。基因治疗被认为是最具有前景的治疗方法，目前尚处于尝试阶段，并没有应用于临床治疗中。根据靶细胞分型，基因治疗可分为体细胞基因和生殖细胞基因，前者在临床上应用更多。目前虽然尚无通过遗传物质载入人体组织的相关报道，但是临床研究发现，基因通过基因载体导入至缺血半暗带后，得到很好的表达，所以基因治疗在缺血性脑卒中的治疗中具有很好的研究价值。

目前，对脑卒中的治疗方法较多，可根据患者的实际情况选用合适的治疗方案。

第三章　脑卒中的常用药物

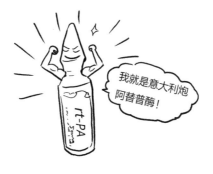

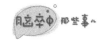

抗血小板聚集药有哪些?

抗血小板药又称为血小板抑制药,即具有抑制血小板黏附、聚集以及释放,阻止血栓形成等功能的药物。根据作用机制的不同可以分为:

①抑制血小板花生四烯酸代谢的药物。

②增加血小板内环磷酸腺苷(cAMP)的药物。

③抑制二磷酸腺苷(ADP)活化血小板的药物。

④血小板糖蛋白Ⅱb/Ⅲa受体拮抗剂也是常用的抗血小板药物。

⑤凝血酶抑制药。

而其中每一类药物中又包括不同的药物。

1. 阿司匹林

它是一种环氧化酶抑制药。早在18世纪,阿司匹林就作为解热镇痛抗炎药用于临床,1954年发现其可以延长出血时间。1971年发现其可以抑制前列腺素(prostaglandin, PG)合成,之后作为主要抗血小板药物广泛用于临床。临床上常用阿司匹林肠溶片,其适应证及用法用量为:

①口服。

②降低急性心肌梗死疑似患者的发病风险：建议首次剂量300 mg, 嚼碎后服用以加快吸收，以后每天 100 ～ 200 mg；预防心肌梗死复发：每天 100 ～ 300 mg。

③脑卒中的二级预防：每天 100 ～ 300 mg；降低短暂性脑缺血发作（TIA）及其继发脑卒中的风险：每天 100 ～ 300 mg。

④降低稳定型和不稳定型心绞痛患者的发病风险。

⑤动脉外科手术或介入手术后，如经皮冠脉腔内成形术、冠状动脉旁路术、颈动脉内膜剥离术、动静脉分流术：每天 100 ～ 300 mg。

⑥预防大手术后深静脉血栓和肺栓塞：每天 100 ～ 200 mg。

⑦降低心血管危险因素者 (有冠心病家族史、抽烟史、糖尿病、血脂异常、高血压、肥胖、年龄大于 50 岁者) 的心肌梗死发作的风险：每天 100 mg。

其禁忌证是：

①对阿司匹林或其他水杨酸盐或药品的任何其他成分过敏。

②有水杨酸盐或含水杨酸物质、非甾体抗炎药导致哮喘的历史。

③有急性胃肠道溃疡。

④有出血体质。

⑤有严重的肾功能衰竭。

⑥有严重的肝功能衰竭。

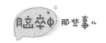

⑦有严重的心功能衰竭。

⑧与氨甲蝶呤合用。

⑨妊娠的最后 3 个月。

其不良反应是：

①胃肠道不适，如消化不良、胃肠道和腹部疼痛。

②罕见的是胃肠道炎症、胃十二指肠溃疡，非常罕见的是可能出现胃肠道出血和穿孔，伴有实验室异常和相关临床症状。

③可能增加出血的风险，已观察到的出血包括手术期间出血、血肿、鼻衄、泌尿生殖器出血、牙龈出血，也有罕见至极罕见出血的报道，如胃肠道出血、脑出血（血压控制不良的高血压患者和 / 或与抗凝血药合用），可能威胁生命，急性或慢性出血后可能导致贫血或缺铁性贫血（如隐性的微出血），伴有实验室异常和临床症状，如虚弱、苍白、低血压。

④严重葡萄糖 -6- 磷酸脱氨酶 (G6PD) 缺乏症患者出现溶血和溶血性贫血。

⑤肾损伤和急性肾衰竭。

⑥过敏反应伴有相应实验室异常和临床症状，包括哮喘症状，轻度至中度的皮肤反应，如皮疹、荨麻疹、水肿、瘙痒症。

⑦呼吸道和心血管系统反应，如呼吸困难、过敏性休克。

⑧极罕见的一过性肝损害伴肝转氨酶升高。

⑨药物过量时曾有报道头晕和耳鸣。

2. 利多格雷

此为 TXA2 合成酶抑制药，可减少血栓素 A2（TXA2）生成并能阻断 TXA2 受体，TXA2 可以激活血小板，使其聚集。临床报道，其对抗血小板的作用比水蛭素及阿司匹林更有效。对降低再栓塞、反复心绞痛及缺血性脑卒中等发生率比阿司匹林强，对防止新的缺血病变比阿司匹林更有效。在急性心肌梗死患者的血管梗死率、复灌率及增强链激酶的纤溶作用等方面与阿司匹林相当。但有轻度胃肠道反应，易耐受，未发现有出血性脑卒中等并发症。

3. 依前列醇

这是一种增加血小板内 cAMP 的抗凝血药，是迄今为止发现的活性最强的血小板聚集内源性抑制药。临床常用注射用依前列醇，其适应证是：

①可直接防止血小板接触非血管表面时发生的活化和聚集，防止血栓形成。

②在体外循环时，可阻止血栓的形成，并有较强扩张血管的作用，而使血压下降。

③可用于心肺分流手术，活性炭血液灌注时保护血小板功能。

④肾透析时代替肝素。通常的用法用量是每分钟 5 ng/kg，建议用量视病情而定。

禁忌证是：

①射血分数降低的心衰患者。

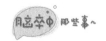

②对本药品或本药中的任何配料有超敏反应的患者。

不良反应有低血压、心率加快、面部潮红等，有时有胃肠道不适。

4. 双嘧达莫

其又称潘生丁，体内外均可抗血栓，还可延长已缩短的血小板生存时间。其适应证有血栓栓塞性疾病、人工心脏瓣膜置换术后、缺血性心脏病、缺血性脑卒中和短暂性脑缺血发作，双嘧达莫不仅可以防止血小板血栓的形成，还可以阻抑动脉粥样硬化早期的病变过程。用法用量是：口服，一次 25 ～ 50 mg，一日 3 次，饭前服或遵医嘱。过敏患者禁用。用治疗剂量时，不良反应轻而短暂，长期服用后最初的不良反应多消失。常见的不良反应有头晕、头痛、呕吐、腹泻、脸红、皮疹和瘙痒，罕见的不良反应有心绞痛和肝功能不全。不良反应持续或不能耐受者少见，停药后可消除。上市后的经验报告中，罕见不良反应有喉头水肿、疲劳不适、肌肉痛、关节炎、恶心、消化不良、肝炎、秃头、胆石症、心悸和心动过速。

5. 西洛他唑

这是一种可逆性的磷酸二酯酶Ⅲ抑制剂，可以改善由于慢性动脉闭塞症引起的溃疡、肢痛、冷感及间歇性跛行等缺血性症状，还可以用于预防脑梗死后的复发（心源性脑梗死除外）。用法用量是：口服，成人一次 100 mg，每日 2 次，可根据年龄、症状适当增减。

禁忌人群包括：

①出血患者，如患有血友病、毛细血管脆弱症、颅内出血、消化道出血、尿路出血、咯血、玻璃体积血等，该药可能增加出血风险。

②充血性心衰患者，该药可能会加重症状。

③对本品成分有过敏史的患者。

④妊娠或有可能妊娠的女性。

不良反应是：

①有时会发生充血性心衰、心肌梗死、心绞痛、室性心动过速，但发生率不明。

②出血，可能发生脑出血等颅内出血、肺出血、消化道出血、鼻出血、眼底出血等。有这些症状时应停止给药并进行适当处理。

③还有可能发生全血细胞减少、粒细胞缺乏症、血小板减少。

④间质性肺炎。

⑤肝功能障碍、黄疸。

6. 氢氯匹定

此为第一代 P2Y12 受体拮抗剂，作用缓慢。主要作用是预防脑卒中、心肌梗死及外周动脉血栓性疾病的复发，疗效优于阿司匹林。

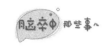

不良反应有：血栓性血小板减少性紫癜、中性粒细胞减少、腹泻、骨髓抑制等。

7. 氯吡格雷

此为第二代 P2Y12 受体拮抗剂，是一种前体药。临床上常用硫酸氢氯吡格雷片。其适应人群为：

①近期心肌梗死患者（从几天到小于 35 天）、近期缺血性脑卒中患者（从 7 天到小于 6 个月）或确诊为外周动脉性疾病的患者。

②急性冠脉综合征的患者：非 ST 段抬高性急性冠脉综合征（包括不稳定型心绞痛或非 Q 波心肌梗死），包括经皮冠状动脉介入术后置入支架的患者，同时合用阿司匹林，应以单次负荷量氯吡格雷 300 mg 开始（首次可以联合给阿司匹林 75 ～ 325 mg/日），然后以 75 mg 每日 1 次连续服药。因为服用较高剂量的阿司匹林有较高的出血危险性，故后续推荐阿司匹林的每日维持剂量不应超过 100 mg。

禁忌人群包括：

①有严重的肝脏损害者。

②有活动性、病理性出血者，如消化性溃疡或颅内出血。

③对活性物质或本品任一成分过敏者。

不良反应包括：

①常见的有血管异常引起的血肿、鼻出血。

②胃肠异常，如胃肠出血、腹泻、腹部疼痛及消化不良等。

③皮肤和皮下组织异常，如淤血等。

8. 替格瑞洛

本品是一种新型 P2Y12 受体拮抗剂，为活性药，起效快。主要适应人群包括急性冠脉综合征（不稳定型心绞痛、非 ST 段抬高心肌梗死或 ST 段抬高心肌梗死）患者；接受药物治疗和经皮冠状动脉介入治疗的患者，此药可降低血栓性心血管事件的发生率。与氯吡格雷相比，本品可以降低心血管死亡、心肌梗死或脑卒中复合终点的发生率。有实验表明，它们之间的差异来源于心血管死亡和心肌梗死，而在脑卒中方面无差异。

用法用量：口服，本品可在饭前或饭后服用，本品起始剂量为单次负荷量 180 mg（90 mg×2 片），此后每次 1 片（90 mg），每日 2 次，除非有明确禁忌，本品应与阿司匹林联合用药。

禁忌人群包括：

①对替格瑞洛或本品任何辅料成分过敏者。

②有活动性、病理性出血（如消化性溃疡或颅内出血）的患者。

③有颅内出血病史者。

④中度及重度肝脏损害患者。

此外，因联合用药可导致替格瑞洛的暴露量大幅度增加，禁止替格瑞洛片与强效 CYP3A4 抑制剂（如酮康唑、克拉霉素、奈法唑酮、利托那韦和阿扎那韦）联合用药。

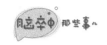

常见的不良反应有：呼吸困难、鼻出血、胃肠道出血、皮下或真皮出血、瘀斑等。

9. 吲哚布芬

此药是一种血小板聚集的抑制药物。其适应证为动脉粥样硬化引起的缺血性心血管病变、缺血性脑血管病变、静脉血栓形成。也可用于血液透析时预防血栓形成。用法用量：口服，每日2次，每次100～200 mg(1/2～1片)，饭后口服。

禁忌人群：

①对本品过敏者。

②先天或后天性出血疾病患者。

③孕妇及哺乳期妇女。

不良反应：

①常见有消化不良、腹痛、便秘、恶心、呕吐、头痛、头晕、皮肤过敏（如出现荨麻疹样皮肤过敏反应应立即停药）、牙龈出血及鼻衄。

②少数病例可出现胃溃疡、胃肠道出血及血尿。

10. 阿加曲班

临床上常用阿加曲班注射液。此药多用于改善慢性动脉闭塞症（血栓闭塞性脉管炎、闭塞性动脉硬化症）患者的四肢溃疡、静息痛及冷感等症状。用法用量：一次10 mg，每日2次，每次生理盐水稀释后，进行2～3小时的静脉滴注。可依年龄、症状酌情增减药量。因用药疗程超过 4 周的经验不足，故本品的用药疗程在 4 周以内。

禁忌人群：

①出血性患者：因为本品用于出血性患者时，有难以止血的危险，故颅内出血、出血性脑梗死、血小板减少性紫癜、由于血管障碍导致的出血现象、血友病及其他凝血障碍，还有月经期间、手术时、消化道出血、尿道出血、咯血、流产、早产及分娩后伴有生殖器出血的孕产妇等均不建议使用。

②伴有高度意识障碍的严重梗死患者：本药用于严重缺血性脑卒中患者时，有引起出血性脑卒中的危险。

③对本品成分过敏的患者。

严重不良反应：

①脑出血、消化道出血、休克。

②过敏性休克，表现为荨麻疹、血压降低、呼吸困难等。

③重症肝炎、肝功能障碍、黄疸等。

11. 替罗非班

临床上常用盐酸替罗非班注射液，本药可以与肝素联合用于急性冠脉综合征，以及该类患者进行冠脉血管成形术或冠脉内斑块切除术，以防止心脏缺血并发症的出现。

用法用量：不稳定型心绞痛或非 Q 波心肌梗死，稀释后静滴，起始速率为 0.4 μg/ (kg·min)，30 分钟后以 0.1 μg/ (kg·min)

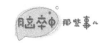

的速率维持滴注；与肝素联用一般至少持续 48 小时，也可达 108 小时；血管成形术 / 动脉内斑块切除术，起始剂量为 10 μg/kg，在 3 分钟内静推，而后以 0.15 μg/（kg·min）的速率维持滴注 36 小时，临床会根据患者体重调整以上各剂量；肌酐清除率＜ 30 mL/min 者剂量应减少 50%。

禁忌证：有活动性内出血、颅内出血史、颅内肿瘤、动静脉畸形、动脉瘤以及以前使用本品出现血小板减少的患者。

不良反应：主要为出血、血小板下降、恶心、发热和头痛。

抗动脉粥样硬化斑块的药物有哪些？

1. 他汀类药物

动脉粥样硬化性心脏病是中年以后常见的心血管病，血脂异常是动脉粥样硬化最重要的发病因素，他汀类药物是目前使用比较广泛的一类调脂药物。国内现有他汀类药物有洛伐他汀、辛伐他汀、普伐他汀、氟伐他汀、阿托伐他汀、瑞舒伐他汀以及匹伐他汀，现将他汀类药物的异同点总结如下。

（1）他汀类药物的共同点

药理作用：他汀类药物通过抑制体内胆固醇合成过程中的羟

甲基戊二酰辅酶 A（AMG-CoA）还原酶，促进 LDL 的代谢和增加高密度脂蛋白（HDL-C）的浓度，除此之外还有抗炎、稳定斑块、改善内皮细胞和左心室的功能以及抑制免疫反应等效应，是目前公认的对心血管保护作用最强的药物，他汀类药物可使胆固醇降低 20%～45%。

适应证：美国糖尿病协会（ADA）提出，只要没有药物禁忌证，不管糖尿病患者原有 LDL-C 基线水平如何，40 岁以上的患者均应使用他汀类药物，尤其适合于高胆固醇症患者。

不良反应：他汀类药物耐受性好，短期内服用他汀类药物较为安全，主要不良反应表现为口干、腹痛、便秘、流感样症状、转氨酶升高、肌肉酸痛等，其不良反应发生率与药物剂量呈正相关。其中最严重的不良反应是横纹肌溶解，可引起急性肾功能衰竭而危及生命。长期服用此药则容易产生不良反应，所以长期服用的患者应定期检查其血丙氨酸氨基转换酶及肌酸激酶等项目。

禁忌人群：活动性肝病患者、儿童、孕妇、哺乳期女性。

本类药不宜与烟酸、贝特类、环胞霉素合用，以免引起严重的肌肉及肝、肾功能损害。

（2）他汀类药物的区别

降低 LDL-C 幅度特点：从表 3-1 中可以看出，5 mg 的瑞舒伐他汀降低 LDL-C 的效果相当于 20 mg 的阿托伐他汀；4 mg 的匹伐他汀降低 LDL-C 的效果相当于 20 mg 的阿托伐他汀。从剂

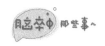

量上看，好像匹伐他汀效果更强劲，其实不然。从临床效果来看，瑞舒伐他汀更长效，匹伐他汀则为中等强度。而且如果有需要，瑞舒伐他汀还可以加量到 10 mg、20 mg，甚至 40 mg；而 4 mg 的匹伐他汀已经是倍增剂量的极量了，如果增加到 8 mg，其不良反应就非常明显，但降脂作用却没有增加。因此，匹伐他汀的最大剂量只能用到每天 4 mg。也就是说，表 3-1 只是代表等量换算，不代表剂量越小效果越好。同等剂量他汀类药物的降脂强度顺序为：瑞舒伐他汀＞阿托伐他汀＞辛伐他汀＞匹伐他汀＞普伐他汀＞洛伐他汀＞氟伐他汀。

表 3-1　他汀类药物降低 LDL-C 的能力比较

单位：mg

LDL-C 降幅	洛伐 他汀	辛伐 他汀	普伐 他汀	氟伐 他汀	阿托伐 他汀	瑞舒伐 他汀	匹伐 他汀
30%	20	10	20	40	—	—	1
38%	40	20	40	80	10	—	2
41%	80	40	80	—	20	5	4
47%	—	80	—	—	40	10	—
55%	—	—	—	—	80	20	—
63%	—	—	—	—	—	40	—

安全性：各类他汀药物口服后均迅速吸收，肝脏浓度明显高于其他非靶器官，但水溶性他汀类药物的安全性更高。在七大类他汀类药物中，普伐他汀、瑞舒伐他汀为水溶性；氟伐他汀、辛伐他汀、阿托伐他汀为脂溶性（表3-2）。因此，前者更安全。另外，极少经肝脏代谢且药物间相互作用越少的他汀类药物越安全。各类他汀类药物大多在肝脏经CYP450酶代谢，其中，辛伐他汀、阿托伐他汀主要经CYP3A4酶代谢；氟伐他汀主要经CYP2C19酶代谢；而普伐他汀可硫酸化为无活性产物，故不经CYP450酶代谢。经CYP450酶进行代谢的他汀类药物容易发生药物间的相互作用，其中瑞舒伐他汀、普伐他汀、氟伐他汀及匹伐他汀这四种药物几乎不经CYP450酶代谢，联合用药时药物相互作用小，不良反应发生率较低（表3-3、表3-4）。

表3-2 他汀类药物亲脂/亲水特性比较

	洛伐他汀	辛伐他汀	普伐他汀	氟伐他汀	阿托伐他汀	瑞舒伐他汀	匹伐他汀
亲脂/亲水	脂溶性	脂溶性	水溶性	脂溶性	脂溶性	水溶性	脂溶性

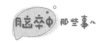

表 3-3　他汀类药物代谢途径比较

	洛伐他汀	辛伐他汀	普伐他汀	氟伐他汀	阿托伐他汀	瑞舒伐他汀	匹伐他汀
代谢途径	肝脏	肝脏	肝脏	肝脏	肝脏	肝脏（极少）	肝脏
CYP450酶	CYP3A4酶	CYP3A4酶	不经CYP450酶	CYP2C19酶(75%)、CYP3A4酶(20%)、CYP2C9酶（5%）	CYP3A4酶	CYP2C9酶；CYP2C19酶(10%)	CYP2C9酶

表 3-4　他汀类药物与其他类药物相互作用的比较

他汀类药物		诱导剂	抑制剂
经 CYP3A4 酶代谢	阿托伐他汀、洛伐他汀、辛伐他汀、氟伐他汀	巴比妥类、利福平、地塞米松、卡马西平、环磷酰胺、苯妥英	酮康唑、伊曲康唑、氟康唑、红霉素、阿奇霉素、三环类抗抑郁药、文拉法辛、氟伐他汀、舍曲林、环孢素、他克莫司、维拉帕米、胺碘酮、咪达唑仑、皮质类固醇激素、蛋白酶抑制剂
经 CYP2C9 酶代谢	氟伐他汀、瑞舒伐他汀、匹伐他汀	利福平、苯巴比妥、苯妥英、曲格列酮	酮康唑、氟康唑、磺胺苯吡唑

常用他汀类药物的用法、用量：

①普伐他汀用法：成人每次口服 10 ～ 40 mg，每日服 1 次，晚饭后服用。

②洛伐他汀降低血中胆固醇的强度与普伐他汀相似。用法：成人每次口服 20 mg，每日服 1 次，晚饭后服用。如果患者在用药 4 周后，血脂无下降趋势，则可将每日的药量加至 40 mg。

③辛伐他汀的用法：成人的初始用药剂量是每次口服 10 mg，每日服 1 次，晚睡前服用。以后可根据患者的病情调整用药剂量，但最大的用药剂量不可超过每日 80 mg。如果患者的胆固醇仍无下降的趋势，可每天将 80 mg 的辛伐他汀分 3 次服用，即早饭后、午饭后各服 20 mg，晚饭后服 40 mg。

④阿托伐他汀：用小剂量即能明显地降低血中胆固醇的浓度。用法：每天晚饭后口服 1 次。成人从每天 10 mg 的剂量开始服用。之后，根据病情调整用药剂量。成人每日用药的最大剂量不可超过 80 mg。

⑤氟伐他汀：10 ～ 40 mg，每晚顿服。

⑥瑞舒伐他汀：5 ～ 20 mg，每晚 1 次口服。

⑦匹伐他汀：通常成人每次 1 ～ 2 mg，每日 1 次，饭后口服，每天的最大剂量为 4 mg。由于对血糖水平无影响，对伴糖尿病、代谢综合征的高脂血症患者更为适合。

2. 红曲

药理作用：本品有调节异常血脂的作用，可降低血胆固醇、

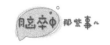

甘油三酯、LDL-C 和升高 HDL-C；可抑制动脉粥样硬化斑块的形成，保护血管内皮细胞；也可抑制脂质在肝脏沉积。用法用量：口服，一次 2 粒，一日 2 次，早晚饭后服用；轻、中度患者一日 2 粒，晚饭后服用或遵医嘱。

不良反应：一般耐受性良好，大部分不良反应轻微而短暂。常见不良反应为胃肠道不适，如胃痛、腹胀、胃部灼热等，偶可引起血清氨基转移酶和肌酸磷酸激酶可逆性升高，罕见乏力、口干、头晕、头痛、肌痛、皮疹、胆囊疼痛、浮肿、结膜充血和泌尿道刺激症状。

禁忌人群：对本品过敏者；有活动性肝炎或无法解释的转氨酶（血清氨基转移酶）升高者。

3. 依洛尤单抗

依洛尤单抗是一种单克隆免疫球蛋白 G2（IgG2），针对人前蛋白转化酶枯草溶菌素。人体内含有前蛋白转化酶枯草溶菌素 9（PCSK9），其主要功能是结合 LDL 受体，降低 LDL 的清除蛋白，降低 LDL 在肝内降解，所以它能够升高 LDL。依洛尤单抗是可以抑制 PCSK9 的单克隆抗体，能够与 PCSK9 特异性地结合，使得 PCSK9 与肝细胞表面 LDL 受体的结合受到抑制，肝细胞表面的 LDL 受体的水平就会更高，LDL 的清除蛋白就会升高，血液中的 LDL 就会降低，达到降低 LDL 的目的。依洛尤单抗分子量大约为 144 kDa，由转基因哺乳动物（中国仓鼠卵巢）细胞产生。

依洛尤单抗是 PCSK9 抑制剂，是目前降低 LDL 幅度最大的药物，是对付高胆固醇的导弹和核武器。

适应证：

①纯合子型家族性高胆固醇血症，可与饮食疗法和其他降低 LDL 的药物（如他汀类药物）合用。用法用量：140 mg 皮下给药，多在腹部。

②对于已确定的成人心血管疾病患者或用于治疗成人原发性高胆固醇血症或混合型血脂异常患者，推荐皮下给药剂量为每次 140 mg，每 2 周 1 次；或每次 420 mg，每月 1 次。

③对于患有纯合子型家族性高胆固醇血症者，推荐皮下给药剂量为 420 mg，每月 1 次。

不良反应：过敏反应。

禁忌人群：对该药有严重过敏反应者。

特殊人群用药：

①妊娠及哺乳期女性：该药可通过胎盘屏障及人乳分泌，用药时应权衡利弊。

②儿童：尚未确定用于年龄低于 13 岁的青少年的安全性及有效性。

③老年用药：老年患者与年轻患者间存在安全性及有效性的总体差异。

④肾功能不全：肾功能不全患者无须调整剂量。

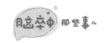

⑤肝功能不全：轻度和中度肝功能不全患者无须调整剂量，尚无严重肝功能不全患者使用的数据。

4.阿利西尤单抗

阿利西尤单抗是一种全人源单克隆抗体（IgG1 同种型），作用靶点为针对 PCSK9，与依洛优单抗的药物作用机制相似。它可以与耐受剂量的他汀类药物联合用药，视情况伴随或不伴随其他降脂疗法；或者在他汀类药物不耐受或禁忌使用的患者中，单独用药或与其他降脂疗法联合用药，以降低心肌梗死、脑卒中、需要住院的不稳定型心绞痛的风险。特别适用于成人原发性高胆固醇血症（杂合子型家族性和非家族性）或混合型血脂异常患者的治疗，可降低 LDL-C 水平。在接受耐受剂量的他汀类药物治疗仍无法达到 LDL-C 目标的患者中，阿利西尤单抗可以与他汀类药物或者与他汀类药物及其他降脂疗法联合用药；或者在他汀类药物不耐受或禁忌使用的患者中，单独用药或与其他降脂疗法联合用药。

用法用量：开始使用阿利西尤单抗治疗前，应排除高脂血症或混合型血脂异常（如肾病综合征、甲状腺功能减退症）的继发性病因。常规起始剂量为 75 mg，皮下注射，每 2 周 1 次。若患者需要更大幅度降低 LDL-C，可以 150 mg 起始给药，皮下注射，每 2 周 1 次。根据患者特点（如基线 LDL-C 水平、治疗目标和对治疗的反应）个体化调整阿利西尤单抗的剂量。治疗开始或调量后 4～8 周可评估血脂水平，并相应调整剂量。如果漏给剂量，患者应尽快注射，然后按照原计划重新开始治疗。

特殊人群：

①妊娠女性：尚无妊娠女性使用阿利西尤单抗的数据。阿利西尤单抗是一种重组 IgG1 抗体，因此预期可透过胎盘屏障，不建议在妊娠期间使用，除非临床状况需要使用阿利西尤单抗进行治疗。

②哺乳：尚不清楚阿利西尤单抗是否经人乳分泌。人免疫球蛋白 G（IgG）经人乳分泌，特别是初乳，故不建议哺乳期女性在此期间使用阿利西尤单抗。

③儿童患者：尚未确定儿童患者用药的安全性和疗效。

④老年患者：无须调整剂量。

⑤肝脏损害：轻度或中度肝功能损害患者无须调整剂量。无重度肝功能损害患者使用的相关数据。

⑥肾脏损害：轻度或中度肾功能损害患者无须调整剂量。重度肾功能损害患者的可用数据有限。

⑦体重：无须根据患者体重调整剂量。

不良反应：局部注射部位反应包括红斑／发红、瘙痒、肿胀和疼痛／触痛。多数注射部位反应为一过性，且强度为轻度。其他不良反应还有流感样症状、过敏反应、血管性水肿。

禁忌证：对阿利西尤单抗活性成分或其中的任何辅料成分过

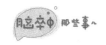

敏；对于与伴随他汀类药物或其他调脂治疗（LMT）相关的禁
忌证。

溶栓药物有哪些?

对于急性脑卒中来说，最为有效的治疗办法就是将堵塞的血
管在短时间内再次打通，让大脑的缺血区域尽快恢复供血。经过
了近 20 年的发展和研究，脑卒中静脉溶栓所使用的药物从最开始
的第一代溶栓药物尿激酶、链激酶到第二代溶栓药物阿替普酶，
又发展到现在的第三代溶栓药物。那么，下面我就来介绍一下脑
卒中患者溶栓的药物都有哪些。

第一代的静脉溶栓药物——尿激酶，作为一种相对较安全又
有效的溶栓药物，在临床上
使用过一段时间，现在在一
些医学技术不太发达的地区
仍在使用。第二代溶栓药物
以阿替普酶（rt-PA）为代表，
被全世界及我国普遍用于临
床，它的有效性和安全性得

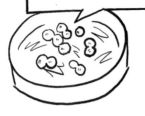

链激酶提取自链球菌，很容
易致人过敏。

到了证实，给患者带来了不少的帮助。第三代溶栓药物主要以奈替普酶、去氨普酶、瑞替普酶等为代表。

首先，我们来熟悉一下以链激酶和尿激酶两种药物为代表的第一代溶栓药物。链激酶因为在运用时患者容易出现发热甚至出血，已被淘汰。我国曾经常用的溶栓药物为尿激酶，它是从人尿或人胚胎肾上皮细胞培养中提取出来的，是溶栓的经典药物。尿激酶通过耗竭全身纤维蛋白原来达到溶栓作用，它的价格比较适合我国居民当时的经济条件与水平，在临床使用的过程中，常常出现与药物应用相关的不良反应，对疗效有很大影响，对患者也有不可预估的副作用，如非常容易引起缺血性脑卒中患者机体出血，所以目前已不常规使用。

我们再来认识一下目前我国乃至世界最常用的静脉溶栓药物——阿替普酶。我国于 2004 年批准将阿替普酶用于治疗急性脑梗死。那么，我们就来说一说阿替普酶到底是什么样的药物，它

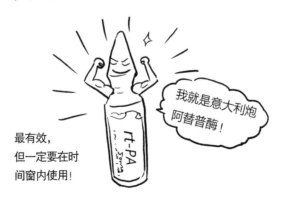

最有效，
但一定要在时
间窗内使用！

我就是意大利炮
阿替普酶！

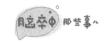

究竟具有什么神奇的作用？阿替普酶溶栓在缺血性脑卒中治疗过程中，有哪些需要注意的事情？

几年前，国外也曾批准使用阿替普酶对急性缺血性脑卒中进行静脉溶栓治疗，而且也是作为改善和缓解缺血性脑卒中患者临床及预后的重要处理措施。在我国许多运用阿替普酶对缺血性脑卒中患者进行静脉溶栓治疗的试验中发现，越早使用阿替普酶，治疗效果越好。通俗地讲，阿替普酶其实就是一种快速溶解血栓的药物，主要成分是糖蛋白，同时也含有氨基酸的成分。阿替普酶在临床上主要用于急性脑梗死、肢体血管深静脉血栓或者是其他心血管类疾病的预防和治疗，同时也用于肺栓塞或者是急性心肌梗死等疾病的治疗，可谓是用处多多，且多用于大病的治疗。

阿替普酶能溶解血栓的原因在于，它是一种抗凝血因子，能有针对性地和血栓表面的部分纤维蛋白原进行结合，然后对血栓局部的纤维蛋白凝块有一个很好的消化，能使缺血性脑卒中患者大脑梗死区域的血液恢复流通，让缺血受损的大脑神经功能也有一个良好的改善和恢复作用。它的特点是：对于血栓的溶解效果比较好，安全性比较好，特异性也比较高等。阿替普酶能有效溶解血栓，且对凝血功能影响小，出血风险也小，但是价格昂贵。阿替普酶用于发病 3 小时以内效果最佳，最迟不超过 4.5 小时。

第三代溶栓药物是目前比较先进的类型，主要以奈替普酶、去氨普酶、瑞替普酶等为代表，是对老一代溶栓药物应用现代的生物科学技术，进行药物的内部化学结构改造，在溶栓效率、给药途径等方面有所升级，比第二代药物有了很大提高，作用及安全性优于前两代溶栓药物。有研究发现，对发病时间在 3～9 小时的脑卒中患者，已失去阿替普酶治疗时机，而在应用去氨普酶进行静脉溶栓治疗后，血管再通率也相当可观，显示出较好的溶栓效果，有希望进一步延长患者接受溶栓的时间窗，为更多患者带来帮助。就目前而言，瑞替普酶已成功应用于脑梗死动脉溶栓治疗，未来将有更多的药物用于患者的溶栓治疗。

还有一些常见的溶栓药物，如蛇毒制剂，在全球范围内临床使用的蛇毒制剂很多，有安克洛酶、巴曲酶、蝮蛇抗栓酶、蛇毒抗栓酶 3 号去纤酶（降纤酶）和蝮蛇抗栓酶（清栓酶）等药物，使用相对安全。其中降纤酶为一种新型的强力溶血栓微循环治疗剂，能有效溶栓，增强纤溶系统活性，降低血浆纤维蛋白原浓度，降低血液黏度，减少血小板聚集的作用，能快速溶栓，使心脏、脑部以及肢体缺血部位血流再通，恢复功能，达到治疗和防止复发的效果。

虽然能够溶解血栓的药物有很多，但只有在时间窗的范围内才能给患者使用，而且均有一个需要大家重视的不良反应，就是脑出血。因此，对于缺血性脑卒中溶栓用药一般要小心谨慎，严格把握适应证和禁忌证，只有符合溶栓指征，并且没有禁忌证的

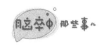

患者才可以使用溶栓药物治疗。就拿最常用的阿替普酶来讲，发病在 3 ～ 4.5 小时的缺血性脑卒中患者，并且符合：年龄大于 18 岁；有明确的神经功能缺损体征；经头颅 CT 检查排除了脑内出血；患者本人或监护人在医生明确治疗获益及风险告知后签署溶栓知情同意书；排除禁忌证后，才能给予静脉溶栓治疗。

营养神经的药物有哪些？

神经系统功能如果出现损伤，很容易影响到我们的正常生活能力。所以很多神经受损的患者，很想了解营养神经的药物都有哪些，我们一起来认识一下。

常用的营养神经的药物大致有以下四类。

1. B 族维生素

主要包括维生素 B_1、维生素 B_6、维生素 B_{12} 这三种。其中，维生素 B_1 可以促进神经的能量供应，改善神经组织的代谢和功能；维生素 B_6 参与多种转氨酶辅酶的合成，为神经细胞生长所必需；而维生素 B_{12} 为细胞生长分裂和维持神经组织髓鞘完整性所必需。这里特别介绍一下"甲钴胺"，它是一种辅酶型维生素 B_{12}，主要药理作用是增强神经细胞内核酸和蛋白质的合成，促进髓鞘内卵磷脂合成，可促进受损神经修复。目前在临床上既有口服剂也有注射剂，具体用法及用量视病情而定。

2. 神经生长因子

神经生长因子主要参与神经细胞的生长、增殖和存活。能促进中枢和外周神经元的生长、发育、分化和成熟，维持神经系统的正常功能，加速神经系统损伤的修复。目前临床上常用的为注射用鼠神经生长因子，其作用已被多项研究所证实，并被国内外多个指南收录，其疗效是明确的。

3. 脑蛋白类似物

这是一种大脑所特有的肽能神经营养药物，能以多种方式作用于中枢神经，调节和改善神经元的代谢，促进突触的形成，诱导神经元的分化，并进一步保护神经细胞免受各种缺血和神经毒素的损害。临床上常用的为注射用脑蛋白水解物，该药久经临床验证，疗效确切、安全性较高。

4. 脑循环及脑细胞代谢改善剂

此类药物能调节和改善神经元的代谢，也能促进脑内蛋白质的合成，改善脑内的能量代谢，加快脑循环周期。该类药品常用的有吡拉西坦、尼麦角林、胞二磷胆碱、己酮可可碱等。

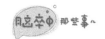

常用的中成药有哪些?

脑卒中因其发病率、死亡率、致残率高且并发症多，所以社会经济负担增长较快，是目前药物经济学方面较为关注的研究领域，而中药注射剂用于脑卒中有其传统优势。我们针对以下五种药物进行详细阐述。

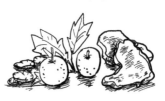

中药

1. 银杏叶提取物注射液

本药是由银杏树干燥叶中提取的活性物质制备的注射用制剂，主要的有效成分为银杏黄酮类化合物和银杏内酯类化合物。银杏黄酮类化合物是天然的强抗氧化剂，能够抑制细胞膜脂质发生过氧化，其作用机制主要表现为清除自由基和活性氧、螯合金属离子、保护和还原体内的抗氧化剂等。而另一个有效成分银杏内酯类化合物，是血小板活化因子

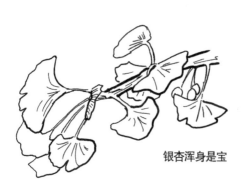

银杏浑身是宝

受体拮抗剂，能够抗血小板聚集、抗炎。故银杏叶提取物注射液对于治疗缺血性脑卒中，主要有抗氧化、清除自由基、改善凝血功能、改善血流动力学、抗炎等作用。

2. 丹红注射液

本药主要由丹参、红花、注射用水组成。丹红注射液可明显改善急性脑梗死患者的血液流变性，降低血黏度、红细胞压积、血小板聚集率，抑制多种原因导致的血小板黏附、聚集，降低 D-二聚体和纤维蛋白原水平；抗脑缺血再灌注损伤；缓解脑血管痉挛，改善认知功能；保护周围神经的作用。

丹红注射液常与抗血小板药、调脂药和其他药物联用。研究表明，丹红注射液与阿司匹林或者与氯吡格雷联用，都具有协同增效的作用，可以协同抗血小板聚集，改善血小板抵抗。

3. 银杏二萜内酯葡胺注射液

本药以银杏叶为原料，通过提取、纯化获得其活性最强的银杏二萜内酯类有效组分，包括银杏内酯 A、银杏内酯 B、银杏内酯 K 等。银杏二萜内酯葡胺注射液具有抗血小板聚集，保护中枢神经系统和心血管系统，防止或逆转脑缺血后遗症所引起的脑损伤等作用，故用于缺血性脑卒中恢复期（痰瘀阻络证）的治疗，有活血通络的功效。

4. 疏血通注射液

本药以水蛭和地龙为主要原料。水蛭味咸苦、性平，擅于破血、

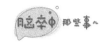

逐瘀、通经。地龙味咸、性寒，擅于通经活络、息风通脉。两者配伍，能起到活血化瘀、息风通络的功效，而疏血通注射液中的小分子多肽单位成分又具有明显的抗凝、抑制血小板聚集的作用，故其适用于缺血性脑卒中急性期的治疗。

5. 丹参川芎嗪注射液

本药是由中药丹参的提取液与盐酸川芎嗪单体组成的复方注射液。丹参有效成分与盐酸川芎嗪协调起效，具有活血化瘀的功效，其对脑缺血再灌注损伤具有保护作用。缺血再灌注损伤是指对组织造成损伤的主要原因，不是缺血本身，而是血供恢复后，过量的有害物质攻击这部分重新获得血液供应的组织内的细胞造成的，这种损伤叫作"组织缺血再灌注损伤"。

脑卒中的中医组方有哪些？

目前，临床上常见的脑卒中后遗症主要包括肢体偏瘫、口眼歪斜和口齿不清等，这些后遗症对患者日常生活造成严重影响。使用常规西医疗法治疗脑卒中疗程较长、效果较差，患者对治疗的依从性低。中医治疗脑卒中（中风）历史悠久，经验丰富，常用的组方主要有以下几种。

1. 补阳还五汤

此药具有补气、活血、通络的功效。主治中风之气虚血瘀证。气虚血瘀证表现为半身不遂、口眼歪斜、口齿不清、口角流涎、小便频数、舌暗淡、苔白、脉缓无力等。方剂组成：桃仁、红花、续断、川芎、牛膝及赤芍各 15 g、黄芪 80 g、

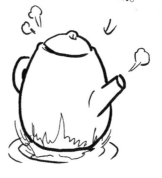

锅里是从小到大喝过最难喝的汤。

当归 20 g、地龙 10 g。此方可辨证加减，针对体质偏寒患者可增加肉桂与附子；而针对体质偏热患者则可增加黄芩与牡丹皮；对于口眼歪斜严重者可增加白附子与全蝎；对于四肢麻木伴随僵硬患者可增加木瓜和乌鞘蛇；对于语言不利者可增加石菖蒲与郁金。

以上中药放入砂锅后加满水进行煎煮，最终取汁 300 mL，每日早晚口服一剂，治疗周期为 1 个月。本方重用补气药，与少量活血药相伍，使气旺血行以治本，祛瘀通络以治标，标本兼顾，且补气而不壅滞，活血又不伤正。使用本方需久服才能有效，预后还应继续服用，以巩固疗效，防止复发。清代名医大家王清任在《医林改错》曾这样说："服此方预后，药不可断，或隔三五日吃一服，或七八日吃一服"。

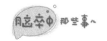

2. 针灸疗法

上身不遂的脑卒中患者，在内关、合谷、曲池、肩髃以及手三里穴进行施针；手指伸张困难或麻木者，选后溪、劳宫穴透刺；下肢不遂的患者，在足三里、太冲、三阴交、委中、环跳、风市、血海、承山、

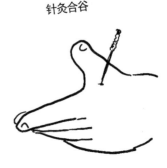

针灸合谷

太溪、阳陵泉等穴位选穴进行施针；存在语言障碍的患者可以在哑门、廉泉、金津、百会、地仓、承浆穴等部位进行施针。施针后，留针时间为 30 分钟左右，每天进行 1 次针刺治疗。此外，多项研究表明，补阳还五汤加减配合中医针刺治疗效果良好，能够帮助中风患者快速恢复肢体功能。

3. 脑醒通脉汤

该药具有止血、散瘀、清热解毒、消融血栓、活血通气、调理脏腑等功效。方剂组成：石菖蒲 12 g、郁金 12 g、当归 12 g、川芎 10 g、三七 5 g、地龙 3 g、水蛭 2 g、人工牛黄 0.5 g。煎法：加清水 600 mL，先浸泡 20 分钟，大火烧开后，中火熬取 200 mL，再加清水 600 mL，熬取 200 mL，反复 3 次，将熬取的药液混合后，分 3 次服用。每日 1 剂，10 天为 1 个疗程，连续服用 3 个疗程。

4. 镇肝息风汤

此药具有镇肝息风，滋阴潜阳的功效，主要用于治疗阴虚风动型中风。方剂组成：怀牛膝 30 g，生代赭石轧细 30 g，川楝子（捣碎）6 g，生龙骨（捣碎）15 g，生龟板（捣碎）15 g，生杭芍、玄参、天冬各 15 g，生麦芽、茵陈各 6 g，甘草 4.5 g。2 周为 1 个疗程。本方重用镇潜诸药，配伍滋阴之品，镇潜以治其标，滋阴以治其本，标本兼顾。

5. 天麻钩藤饮

此药具有平肝息风，清热活血，补益肝肾的功效，主要用于治疗风火上扰型中风。方剂组成：天麻 9 g、钩藤（后下）12 g、石决明（先煎）18 g、栀子 9 g、黄芩 9 g、川牛膝 12 g、杜仲 9 g、益母草 9 g、桑寄生 9 g、夜交藤 9 g、茯神 9 g。若患者伴有口眼歪斜、肢体麻木等症状，可在此组方基础上增加 20 g 丹参、20 g 鸡血藤；若患者伴有颈项强直、肢体拘急等症状，可在上述组方基础上增加 10 g 僵蚕、10 g 全蝎、10 g 白芥子；若患者大便秘结，可在上述组方基础上增加 10 g 芒硝（冲服）、10 g 天竺黄。患者每日 1 剂，每次早晚餐后半小时温服 100 mL，2 周为 1 个疗程，持续治疗 3 个疗程。

6. 半夏白术天麻汤

此药为祛痰剂，具有化痰息风，健脾祛湿的功效，主要用于治疗痰瘀阻络型中风。有研究表明，半夏白术天麻汤加补阳还五汤，

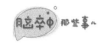

配合针灸治疗脑中风的临床效果确切。基本组方：茯苓、天麻、泽泻、当归各 15 g，石菖蒲、白术、陈皮、丹参、地龙、川芎、赤芍各 10 g、黄芪 30 g、桃仁 9 g、红花、甘草各 6 g，辨证加味，头痛头晕者加菊花、钩藤各 10 g，夏枯草 15 g；失眠者加远志、酸枣仁各 15 g；恶心呕吐者加竹茹 10 g；腹胀、便秘者加大黄、枳实各 10 g；心烦易怒者加栀子 10 g。每日 1 剂由药房煎汁分装，分早晚 2 次温服。

针灸治疗主要取穴：人中、三阴交、内关、委中、尺泽、极泉、百会、四神聪、印堂等，采用一次性毫针针刺，手法得气留针 30 分钟，间隔 10 ~ 15 分钟行针 1 次，每日进行 1 次针灸治疗。

什么时候吃安宫牛黄丸？

随着大众健康及急救意识的不断增强，为了能在关键时候救人一命，不少人家中都会备有"安宫牛黄丸"，甚至有人不惜高价购买或倒卖。那么，安宫牛黄丸真的有那么神奇吗？什么情况下才适合服用呢？我们一起来了解一下。

安宫牛黄丸是我国传统中药中久负盛名、经久不衰的急症用药，中医将其与紫雪丹、至宝丹并称为"温病三宝"，并被奉为

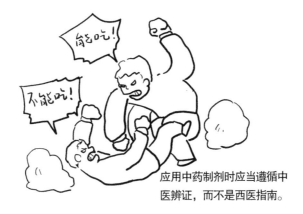

应用中药制剂时应当遵循中
医辨证，而不是西医指南。

中药"急救三宝"之首。

　　安宫牛黄丸出自清代医学家吴瑭所著的《温病条辨》，其古方由牛黄、犀角、麝香、黄连、黄芩、生栀子、朱砂、珍珠、冰片、雄黄、郁金等成分组成。传统中医认为，心在人体内犹如君主，心包则是心的宫殿。所谓"安宫"，是形容服药后能使心"安居其宫"。从其说明书上看，安宫牛黄丸主要适应证为："清热解毒，镇惊开窍。用于热病，邪入心包，高热惊厥，神昏谵语；中风昏迷及脑炎、脑膜炎、中毒性脑病、脑出血、败血症见上述证候者。"另外，说明书还提到：本品为热闭神昏所设，寒闭神昏不得使用。所谓"神昏"是意识不清的意思，从中医角度上讲，安宫牛黄丸只适用于"热闭神昏"，而"寒闭神昏"者用了反而会加重病情。作为非专业医学的普通大众，其实是很难分辨清"热闭"或"寒闭"的，若是不分病情随意给患者服用安宫牛黄丸，反而会增加疾病

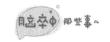

风险。另外，若患者已经昏迷，再强行喂药的话，很容易发生窒息风险，危及生命。

现实中，也有部分人会长期或在某些特殊时刻通过服用安宫牛黄丸来预防心脑血管病，其实这种做法是完全错误的。安宫牛黄丸中的雄黄、朱砂含有重金属砷和汞，虽符合国家标准，但长期服用的话，很容易蓄积导致"慢性重金属中毒"，特别是孕妇与肝肾功能不全者，尤其需要引起重视。

最后再次强调，对于脑卒中患者，无论是"指南"或者专家建议，安宫牛黄丸并非目前脑卒中患者的首选用药。安宫牛黄丸属于处方用药，一定要在专业医师的指导下使用。遇到脑卒中患者，我们要做的还是第一时间就医，交由专业的医师对病情进行判断和救治。有意愿使用安宫牛黄丸者，经由医生在对病情进行中医辨证后，酌情对症使用才可以起到积极的治疗效用。

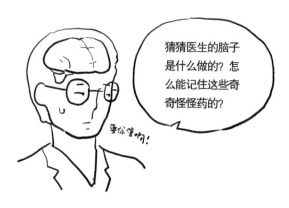

第四章 脑卒中的相关评价

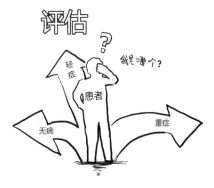

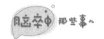

脑卒中后为什么要进行量表评定?

　　在临床工作中，神经系统疾病的临床表现复杂，确切描述神经系统损害的程度成了不得不面对的问题，临床量表就是解决这类问题的良好工具。对于脑卒中的量表评定是脑卒中治疗的重要内容和前提，它对康复治疗目标以及治疗方案具有指导作用，有利于康复效果的评测。脑卒中的早期就应该进行量表评定，治疗过程中还应定期评定，出院前也要进行量表评定。

　　脑卒中后要进行临床结局测量，包括静脉采血、CT 等检查，这些结果多是关注局部躯体功能的改善，既不能表达健康的全部内涵，也不能体现具有生物－心理和社会属性的人的整体性和全面性。患者的大多数器官功能、主观感受等不能直接测量，因而不得不采用大量的定量评定，即对那些定性的、主观的指标进行定量化处理，使其转变为定量指标，并按照标准化程序来评定，这样的程序称为量表（Scale）。即从患者的角度来确定是否有效，不仅评价患者的病理及病损水平，更重要的是要进行残疾、残障和生存质量等层次的评价。

　　国际大规模的临床试验研究更是将脑卒中评定量表作为疗效评价的主要指标。分别对脑卒中患者的功能障碍、能力障碍及社会参与障碍（即残损、残疾、残障）三个层次采用量表评定，能够提高脑卒中研究资料的可靠性和可比性，即用脑卒中神经功能评定量表评测临床表现，用残疾和残障量表（包括生存质量量表）量化预后和结局。

评定工具的准备就是要选择适合评定对象情况的评定量表。量表选择正确与否，直接影响了评定的质量。如前所述，脑卒中的结局评定一般分为残损、残疾和残障 / 生活质量三个层次，不同时期、不同目的可选用不同的标准量表。例如，脑卒中生活质量量表、神经心理量表等，应根据具体情况选用自评或他评。

最后，为了达到评定量表的使用目的，需要对各种评定结果进行分析综合，提出结论，并对其意义进行解释。量表的种类、功能、评定的原因不同，其解释的深度也不同。

脑卒中后常用的评价量表有哪些？

前一个问题已经详细讲解了脑卒中评价量表的目的及意义，下面我们就介绍一下常见的脑卒中量表。

1. 神经功能损伤程度的评定

①格拉斯哥昏迷量表（Glasgow coma scale, GCS）是目

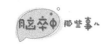

前用来评估患者脑损伤使用最广泛的一种生理评估标准，同时可应用于患者的预后判断。主要指标为：a.睁眼活动；b.运动功能；c.语言活动。总分 3～15 分，

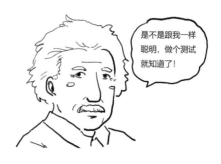

是不是跟我一样聪明，做个测试就知道了！

轻度昏迷 13～14 分；中度昏迷 9～12 分；重度昏迷 3～8 分，分数越低表示意识障碍越重。

②美国国立研究院脑卒中评分表（NIHSS），是一种有效、标准化的脑卒中后神经功能缺损严重程度评价工具。其有 15 项检测内容，包含每个主要脑动脉病变可能出现的神经系统项目，增加了精神状态检查项目、感觉、瞳孔反应和足底反射项目。得分低说明神经功能损害程度轻，得分高说明程度重。该量表应用简便，经过简单的培训，可以被医护人员快速掌握，可 1 天内多次测评。

2.ABCD 评分

该量表可用来预测短暂性脑缺血发作 7 天内发生脑卒中的风险，≤4 分的患者，其脑卒中风险有限；评分 5～6 分，则脑卒中风险明显增加，多需住院观察，以便发生脑卒中时及时溶栓。此后，提出了 ABCD2、ABCD2-I、ABCD3、ABCD3-I 多种类型的工具，其中以 ABCD2 评分应用最为广泛。

3. 日常生活活动能力的判定

日常生活活动（ADL）能力的评定，主要有 Brathel 指数，用于患者日常生活活动能力的定量评估，分数越低说明残疾越重，越是需要护理帮助。内容全面，计分明确，操作简单，灵敏度高，面对面及电话测评均表现很好的信度和效度（信度，指量表本身的稳定性及可重复性；效度，指真实性、有效性、评定结果能否符合目的）。

此评定广泛用于脑卒中临床试验，使用率仅次于改良 Rankin 量表。

4. 改良 Rankin 量表

改良 Rankin 量表（mRS）可测量患者独立生活能力，包含身体功能、活动能力和日常生活参与能力。量表被分为 7 个等级，0 表示无症状，5 表示严重的残疾，6 表示死亡。1 分的变化通常表示临床上重大的改变。mRS 是目前普遍应用的评价脑卒中结局的量表。

5. 认知功能评定

脑卒中后认知功能障碍是影响患者生活质量的重要因素，需要引起重视，可依据蒙特利尔认知评估量表（MoCA）、MMSE 等评分量表对患者的认知功能进行评估。

6. 吞咽障碍评定

洼田饮水实验是日本学者洼田俊夫提出的，分级明确清楚，

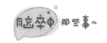

操作简单，是一项用于评定患者吞咽困难程度的方法，患者可以按习惯饮温开水 30 mL，根据有无呛咳及分饮次数进行吞咽评估。通过早期筛查，能够看到患者有没有吞咽困难的问题，这样能为脑卒中急性期的患者后期治疗和采取有效的措施起到一个很好的帮助作用。

7. 心理评定

焦虑、抑郁是脑卒中后常见且可治疗的并发症之一，如未及时发现和治疗，将影响脑卒中后患者神经功能的恢复和回归社会的能力，常用评定量表包括汉密尔顿焦虑评分量表、汉密尔顿抑郁评分量表，Zung 焦虑自评量表、Zung 抑郁自评量表、Beck 焦虑自评量表、Beck 抑郁自评量表等。

什么是 MMSE 与蒙特利尔评分?

1975 年，Folstein 编制了适用于老年认知功能障碍的一种筛查工具，即 Mini-Mental State Examination (MMSE) 。它是目前最具影响的认知缺损筛选工具之一。MMSE 评估的具体项目共分为 11 项，包括时间定向、地点定向、即刻记忆、注意和计算、近记忆检查、物体命名、语言复述、语言理解、阅读理解、句子书写以及图形描画，这 11 项内容计分总和为 30 分。它能全面、准确、迅速地反映被试者的智力状态及认知功能缺损程度。

评定标准：根据患者的学习经历和年龄划分标准，即文盲评估总分≤17 分，小学文化程度评估总分≤20 分，中学文化程度（包括中专）评估总分≤22 分，大学文化程度（包括大专）评估总分≤23 分，均被认为有不同程度的认知功能损害或障碍。

蒙特利尔评分（MoCA 量表）是 Nasreddine 等根据临床经验并参考 MMSE 的认知项目设置和评分标准而制定的对轻度认知功能异常进行快速筛查的评定工具。

MoCA 量表由 12 道题组成，测试的认知领域包括：注意与集中、执行功能、记忆、语言、视空间技能、抽象思维、计算和定向力。量表总分 30 分，英文原版的测试结果提示划界分为≥26 分。

吞咽障碍如何评定？

检查方法：患者端坐，喝下 30 mL 温开水，观察喝水所需时间和呛咳情况。

分级标准：

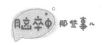

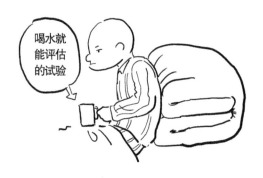

Ⅰ级：能顺利地 1 次将水咽下。

Ⅱ级：分 2 次以上，能不呛咳地咽下。

Ⅲ级：能 1 次咽下，但有呛咳。

Ⅳ级：分 2 次以上咽下，但有呛咳。

Ⅴ级：频繁呛咳，不能全部咽下。

疗效标准：

治愈：吞咽障碍消失，洼田饮水试验评定Ⅰ级。

有效：吞咽功能明显改善，洼田饮水试验评定Ⅱ级。

无效：吞咽功能改善不显著，蛙田饮水实验评定Ⅲ级以上。

短暂性脑缺血发作预后评定量表

ABCD2 评分是用于判定短暂性脑缺血发作患者预后常用的

评分量表，能确定短暂性脑缺血发作患者是否为脑卒中的高危人群。所有的怀疑短暂性脑缺血发作的患者应该进行包括明确脑卒中风险在内的全面评估。应在治疗的初期就使用 ABCD2 评分工具进行脑卒中风险系数评估，为尽早决定下一步治疗方案做准备。

ABCD2 总分在 0 分到 7 分。评分为：0～3 分判定为低危人群；4～5 分为中危人群；6～7 分为高危人群。

首次发作后两天内发生脑卒中的危险见下：

——总分小于 4 分的患者，脑卒中风险为 1%；

——总分 4 分或者 5 分的患者，脑卒中风险为 4.1%；

——总分 6 分或者 7 分的患者，脑卒中风险为 8.1%。

怀疑短暂性脑缺血发作的患者和脑卒中的中高危患者（也就是说 ABCD2 分数≥4），应立即开始阿司匹林和他汀类药物（如辛伐他汀）治疗，并紧急诊疗。

神经功能缺损程度评定量表

美国国立卫生研究院卒中量表（NIHSS）是用来评判患者患脑梗死以后的神经缺损程度，主要用于脑卒中患者神经功能状态的评估，有利于对病情合理评估，个体化治疗。该量表简洁、可

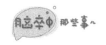

信度高、准确性高，且具有共通性和低敏感度。

NIHSS 评分内容包括 11 个评估项目，分别为意识程度、凝视、视野、面瘫、上肢运动功能、下肢运动功能、共济失调、感觉、语言、构音障碍和忽视，每个项目计分分为 3～5 个等级，评分范围 0～42 分，分数越高表示神经功能受损越严重。基线评估＞16 分的患者很可能死亡，神经功能受损严重；而＜6 分很可能恢复良好；每增加 1 分，预后良好的可能性降低 17%。该评分由专业神经科医生进行。

分级如下：

——0 分：正常或近乎正常；

——1～4 分：轻度（脑）卒中 / 小（型脑）卒中；

——5～15 分：中度（脑）卒中；

——16～20 分：中 - 重度（脑）卒中；

——21～42 分：重度（脑）卒中。

焦虑自评量表

焦虑自评量表（SAS），由 Zung 于 1971 年编制。从量表构造的形式到具体评定方法，都与抑郁自评量表 (SDS) 十分相似，用于评定焦虑患者的主观感受。

SAS 共 20 个项目，它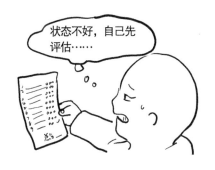们的症状包括:1.焦虑; 2.害怕; 3.惊恐; 4.发疯感; 5.不幸预感; 6.手足颤抖; 7.躯体疼痛; 8.乏力; 9.静坐不能; 10.心悸; 11.头昏; 12.晕厥感; 13.呼吸困难; 14.手足刺痛; 15.胃痛、消化不良; 16.尿意频数; 17.多汗; 18.面部潮红; 19.睡眠障碍; 20.噩梦。

其中第 5、9、13、17、19 为正性反向计分条目，其他 15 个为负性正向记分条目。以 Likert 四点量表方式分为 4 级: 没有或者很少时间、少部分时间、相当多时间、绝大部分或者全部时间。该量表总分介于 0～40，分数越高，表明个体的焦虑水平越高。焦虑自评量表主要评定依据为项目所定义的症状出现的频率，统计指标为总分。在自评者评定结束后，将 20 个项目的各项得分相加，即得总粗分(也就是最初量表赋予的分值，测评者得到的总和)，经过换算得出标准分，标准分=焦虑总粗分 ×1.25。

焦虑自评量表的四个因子、焦虑自评量表的 20 个条目、四个因子主要反映了焦虑心境、自主神经性焦虑和躯体性焦虑等方面的问题，比较符合 ICD-10 中对焦虑的定义，而且第三个公因子均是由反向计分条目组成，与国外对含有反向记分条目的抑郁

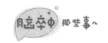

自评量表的因子分析结构相吻合。因此，焦虑自评量表的结构效度除了受各个条目内容的影响，还与条目的陈述方式有关。在焦虑自评量表修订的初期，研究人员曾经将大体评定量表（GAS）和明尼苏达多项人格测验（MMPI）的 SI 分量表作为焦虑自评量表效标，同样证实焦虑自评量表的效标关联效度良好。

抑郁自评量表

抑郁自评量表（SDS），由美国学者 Zung 编制于 1965 年。用于心理咨询、抑郁症筛查及严重程度评定和精神药理学研究。本量表适用于青少年、成年、老年人，不论经济状况、文化水平，正常人和抑郁症患者都适用。

SDS 包含 20 个项目，评分按症状出现频度评定，分 4 个等级：近一周没有或很少时间；少部分时间；相当多时间；绝大部分或全部时间。反映抑郁状态的 4 组特异性症状：精神性－情感症状；躯体性障碍；精神运动性障碍；抑郁的心理障碍。20 个条目中有 10 项是正性词陈述句，按反序记分；其余 10 项是负性词陈述句，按正序记分。SDS 的主要统计指标是总分，把 20 个项目的各项分数相加，得到总粗分 X，将 X 乘以 1.25（取整数），得到标准分 Y。按照中国常模结果，SDS 标准分的界值为 53 分。也可通过表格做转换。但在实际应用中，很多使用者仅适用原始总粗分。可采用抑郁严重指数（0.25～1.0）来反映被测者的抑郁程度。抑郁严重指数 = 总粗分（各条目总分）/80（最高总分）。

抑郁程度判断方法：无抑郁（抑郁严重指数＜0.5）；轻度抑郁（抑郁严重指数 0.5～0.59）；中度抑郁（抑郁严重指数 0.6～0.69）；重度抑郁（抑郁严重指数 0.7 以上）。SDS 也可以采用标准总分来判断抑郁程度。南京医科大学脑科医院临床心理学专家王春芳等人对我国 1 340 例正常人进行评定，得到标准分（41.88±10.57），性别和年龄对结果影响不大。按此中国常模结果，SDS 总粗分的分界值为 41 分，标准分为 53 分。标准分 53～62 分为轻度抑郁，63～72 分为中度抑郁，72 分以上为重度抑郁。

对于抑郁各方面研究的最终目的就是为了治疗抑郁，而在对抑郁症患者的干预治疗中，SDS 也可以作为用以初筛和最终效果评价的有效工具。研究发现，在对抑郁症患者进行元认知干预法、有氧运动干预、自我接纳团体辅导等干预后，SDS 得分均显著下降。

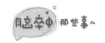

日常生活活动能力评定量表

日常生活活动能力，狭义是指人们为了维持生存及适应生存环境而进行的最基本的、具有共同性的身体动作群，即衣食住行、个人卫生等基本动作；广义是指一个人在家庭、工作机构及社区内自己管理自己的能力（活动、判断、交流、执行社会任务的能力）。

1. 评定内容（表4-1）

表4-1　日常生活活动能力评定量表

评定内容	圈出最符合的情况
	1. 自己可以做　2. 有些困难 3. 需要帮助　4. 根本无法做
1. 自己搭公交车辆	1　　2　　3　　4
2. 到家附近的地方去（步行范围）	1　　2　　3　　4
3. 自己做饭（包括生火）	1　　2　　3　　4
4. 做家务	1　　2　　3　　4
5. 吃药	1　　2　　3　　4
6. 吃饭	1　　2　　3　　4
7. 穿衣服、脱衣服	1　　2　　3　　4

续表

评定内容	圈出最符合的情况 1.自己可以做 2.有些困难 3.需要帮助 4.根本无法做			
8. 梳头、刷牙等	1	2	3	4
9. 洗自己的衣服	1	2	3	4
10. 在平坦的室内走	1	2	3	4
11. 上下楼梯	1	2	3	4
12. 上下床，坐下或站起	1	2	3	4
13. 提水煮饭	1	2	3	4
14. 洗澡（水已放好）	1	2	3	4
15. 剪脚指甲	1	2	3	4
16. 逛街、购物	1	2	3	4
17. 定时去厕所	1	2	3	4
18. 打电话	1	2	3	4
19. 处理自己的钱财	1	2	3	4
20. 独自在家	1	2	3	4

2. 评定方法

①直接评定：由评估者向患者发出动作指令，让患者实际去做，逐项观察患者进行动作的能力。

②间接评定：不能直接观察的动作，通过询问的方式进行了

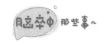

解和评估。

3. 评定中的注意事项

①评定患者的真实能力（不是潜能）。

②评定结果反应患者 24 小时内完成的情况。

③评定中尊重患者个人的生活方式、习惯与隐私。

④评定在适当时间和环境中进行。

⑤评定项目应从简单、安全做起，避免疲劳。

4. 评定结果分析

总分≤ 26：完全正常。

总分≥ 26：不同程度的功能下降。

单项分 1 分为正常；2 ～ 4 分为功能下降；凡 2 项或 2 项以上≥ 3 分，或者总分≥ 22 分提示有明显的功能障碍。

5. 评定的重要性

提供诊断（独立、依赖）、制定治疗计划、评估疗效、提供心理上的支持、建议角色调整。

神经功能恢复状态评定量表

MRS 评分又称改良 Rankin 评定量表，是用来评价脑卒中患者神经功能恢复状态的量表。评分时注意，仅考虑脑卒中以后发生的症状。假如患者无须外界帮助，可在某些辅助装置的帮助下行走，则被视为能够独立行走。

脑卒中患者神经功能恢复状态共分 7 级：

0 级：完全没有症状。

1 级：尽管有症状，但无明显残疾，能完成所有经常从事的工作和活动。

2 级：轻度残障，不能完成所有的工作和活动，但可以处理个人事务，不需要他人帮助。

3 级：中度残障，需要别人帮助，但行走不需要帮助。

4 级：重度残疾，离开他人协助不能行走，以及不能照顾自己的身体需要。

5 级：严重残障，卧床不起或有大小便失禁，需要持续护理和照顾。

6 级：死亡。

门诊慢性疾病的评价指标

门诊慢性疾病报销病种有病毒性肝炎、肝硬化、恶性肿瘤、

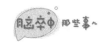

糖尿病、脑血管意外后遗症、高血压（60岁以上的人群）、冠心病、肺心病、慢性支气管炎、慢性肾病、类风湿关节炎、椎间盘突出、甲状腺增生、乳腺增生、癫痫等。对于不同的病种又有其特定的审核鉴定标准。

冠心病具有典型的临床表现，心电图有心肌梗死的表现，造影提示大于50%狭窄。

高血压，不同的高血压等级需合并相应的其他临床症状。

脑血管病，需具有肢体瘫痪、感觉障碍、失语等后遗症临床表现。

糖尿病，具备3年的糖尿病史和慢性并发症的临床表现。

恶性肿瘤，须具有近5年的病理诊断报告或临床确诊影像学支持。

类风湿关节炎，有晨僵、3个或3个以上关节肿等标准等。

不同的慢性疾病统筹支付额度不同，建档立卡人员可申请1种或2种以上门诊慢性疾病。

门诊慢性疾病办理指南

申请门诊慢性疾病病种的患者持医保卡、身份证原件及复印件、2 年内相关疾病的住院病历复印件、1 年内相关检查报告单（如化验、心电图、彩超、眼底造影、CT 等）到承担门诊慢性病治疗服务的定点医疗机构填写《城镇居民医保门诊慢性病种患者审核认定表》，一式两份。

市居民医保中心将审核合格人员名单录入计算机系统，并连同《城镇居民医保门诊慢性病种患者审核认定表》《城镇居民基本医疗保险门诊慢性病种证》送达定点医疗机构。

患者到定点医疗机构领取《城镇居民基本医疗保险门诊慢性病种证》，持医保卡及该证到所选定的医疗机构门诊就医。

此外，居民医保门诊慢性病患者需要进行年审：

1. 各定点医疗机构于 10 月 20 日前将患者复查结果连同资料一并上报居民医保中心。

2. 市居民医保中心于 11 月 20 日前对各定点医疗机构复查结果和相关资料进行复审。

3. 通过复审的患者名单于 12 月底前反馈给定点医疗机构。

4. 复审不合格人员将停止享受门诊慢性病待遇。

第五章　脑卒中的饮食

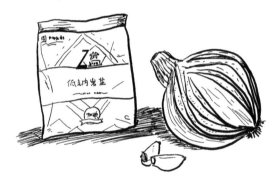

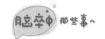

脑卒中患者如何做到合理膳食?

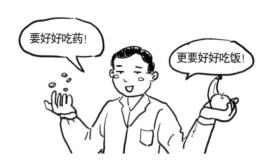

要好好吃药!

更要好好吃饭!

　　营养均衡、食物多样性能保证人体充足的营养,才能得以保持身体健康。对脑卒中患者而言,"合理膳食、适量运动、戒烟限酒、心理平衡"是预防的四大基石。合理膳食的口诀:先吃水果后吃饭,每天一顿全素餐,一斤(500 g)奶,一个蛋,三个(种)水果,限盐少油多蔬菜,粗粮细粮交替吃,合理膳食保健康。

　　脑卒中患者每日能量及营养素推荐摄入量:

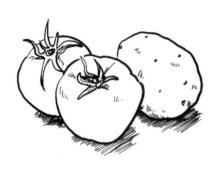

碳水化合物:占每日摄入总量的 50% ～ 65%。

维生素:摄入富含维生素 C、维生素 B_6、维生素 B_{12}、叶酸等的食物,降低脑卒中风险。

膳食纤维：每日摄入量 25 ～ 30 g/d，长期卧床患者或便秘患者应增加膳食纤维的摄入量。

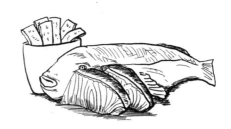

水：每日用水量至少 1 200 mL，脑卒中合并意识丧失患者可经胃管及营养管少量多次补充，每次 20 ～ 50 mL，保持水电解质平衡，防止低灌注。

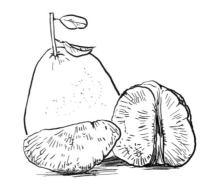

禽肉类：每日摄入量 50 ～ 75 g，优选低脂肪、高优质蛋白的肉类，如鸽肉、火鸡腿、鸡胸肉、牛里脊、猪里脊等。

鱼虾类：每日摄入量 75 ～ 100 g，优选低脂肪、高优质蛋白的种类，且含丰富多不饱和脂肪酸的食物，如海参、鲢鱼、青鱼、鲤鱼、带鱼、鳗鱼、鳕鱼等。

蛋类：每日摄入量 25 ～ 50 g，伴有高血压、血脂异常、糖尿病的脑卒中患者，应少吃蛋黄，2 ～ 3 天吃 1 个为宜。

奶类及奶制品：每日摄入量 300 g 奶或奶制品，优选低脂奶、脱脂奶及其制品。

大豆类：每天摄入 30 ～ 40 g 豆制品。

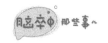

谷类和薯类：摄入量在 100 ～ 300 g，以低糖、高膳食纤维为主。

蔬菜类：每日摄入量在 450 g 以上，以新鲜绿叶蔬菜为主。

水果类：每日摄入量为 150 g，糖尿病患者减量。

坚果类：每周摄入量为 50 g。

调味品：不宜吃含盐高的菜品或腌制品，如咸肉、咸菜、熏酱食物等。食盐应不超过每日 5 g，如果合并高血压，每日应不超过 3 g。

烟酒类：脑卒中患者应限制饮酒，立即戒烟。如果一定要饮酒，应在脑卒中患者状态很好，症状比较轻的情况下，要求尽量不饮高度白酒，不酗酒，少量喝一些红酒也可以。我们建议戒酒，以保证患者身体康复。

哪些食物能减少脑卒中的风险？

脑卒中不仅要严格控制血压、血糖等危险因素，也要控制好饮食和日常习惯。也就是说，如果我们能科学地饮食，就能大大减少脑卒中的危险。国内外研究和权威营养专家给出了以下防脑卒中的食物清单。

众所周知，血管壁弹性下降，动脉粥样硬化是导致脑卒中的病理因素之一。绿茶中的抗氧化物质，如维生素 E、鞣酸等可有效增强血管壁弹性。因此，平时可以饮用一些绿茶，能减少脑卒中的风险，还有助抗癌。

番茄是我们常吃的一种蔬菜，但在脑卒中患者中发现，番茄红素浓度较低，这表明番茄红素和脑卒中有着某些联系。平日多吃一些番茄，对预防脑卒中会起到一定效果。而且不推荐用番茄酱代替番茄，因为它们往往会添加更多的盐和糖等添加剂，虽然色泽鲜艳，但番茄红素和维生素含量很少。

土豆含有丰富的维生素 B 跟膳食纤维，膳食纤维最主要的功能是控制血液中胆固醇的含量，而黏体蛋白质是减少发生脑卒中的主要因素。每天吃 1 个土豆即可使患脑卒中的概率下降 40%。

营养丰富的鱼类也是不可忽视的美食，研究发现，与每月吃鱼不到 1 次的人相比，每周吃鱼超过 5 次的人患脑卒中概率减少了 52%；每 7 天吃鱼 2 次到 4 次的人，脑卒中发病率减少 27%；每周吃 1 次者减少 22%。我们平时常见的脑卒中都是因为血液黏度大，导致血栓形成，而鱼类中的 ω-3 脂肪酸，有助于减少血小板的聚集。所以不妨把每天吃的肉，尤其是大众偏爱的五花肉、红烧肉换成鱼，特别适合中老年人群。

吃全谷物也能帮你离脑卒中更远一步。科学实验发现，每天吃 3 份全谷物食品后，我们的血压会有适当下降，特别是收缩压

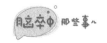

下降明显。而收缩压的下降可使患心脏病和脑卒中的风险分别减少至少15%～25%。平时煮饭、煮粥时加一把会给我们的健康保驾护航。

橄榄油的功效大家或许早已耳熟能详，烹饪或做凉拌菜经常使用橄榄油，会比从来不吃橄榄油的人低41%的脑卒中可能性。橄榄油的最好吃法是凉拌。

对于海带相信很多人都很熟悉，甚至很喜欢吃。海带中含有丰富的岩藻多糖、昆布素，这类物质均有类似肝素的活性，既能防止血栓又能降胆固醇、脂蛋白，抑制动脉粥样硬化。

常吃香菇可降低胆固醇，对防治高血压、动脉粥样硬化有辅助作用，还可防止血管病的发生，这是因为其含有香菇素、香菇酸、多种氨基酸、维生素C以及香菇多糖等营养成分和药效成分。

据不完全统计，在我国每5人里就有1人缺乏叶酸，这些人也是脑卒中的高发和高危人群，叶酸可改善血管内皮功能，预防冠心病等慢性心血管疾病，由中美医学专家联合完成的研究证实，补充叶酸可有效减少脑卒中的风险，同型半胱氨酸的水平受叶酸的影响很大，适当地补充叶酸对控制同型半胱氨酸及脑血管的保护具有很大的意义。

除了我们的一日三餐，每天食用200g水果（相当于2个橙子），可将脑卒中风险减少32%；同时，如果每天食用200g蔬菜，脑卒中风险还可减少11%。专家解释，多吃果蔬有助于改善微血管功能，降低血压、体重、腰围、总胆固醇以及被称为"坏"胆固醇的低密度脂蛋白等，这些因素都能减少脑卒中的风险。

橙子富含维生素 C、维生素 P，能增加机体抵抗力，增加毛细血管的弹性，降低血中胆固醇。患有高脂血症、高血压、动脉粥样硬化者常食橙子有益。

柠檬富含维生素 C 和维生素 P，能增强血管弹性和韧性，可预防和治疗高血压和心肌梗死症状。近年来国外研究还发现，青柠檬中含有一种近似胰岛素的成分，可以使异常的血糖值降低。

柚子是常见的季节性水果，它含有丰富的维生素 C。维生素 C 能降血脂、降低血液黏滞度，减少血栓形成，有预防脑血管疾病等功效。

为什么脑卒中患者要限盐？

大约从 1960 年开始，摄取盐分过多被认为会引起高血压和脑卒中，所以在很长一段时间内，肠道限制盐分摄入的呼声一直很高。国外有报道称，盐分摄取不足会导致死亡率升高。世界卫生组织建议，成年人每天食盐最多为 5 g，但统计数据显示，我国居民平均食盐摄入量高达 12 ～ 14 g，我国北方地区由于气候、

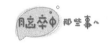

水土的原因，以及某些地域的饮食习惯，食盐摄入量更是高达20 g，是推荐量的4倍！食盐含钠，钠离子是保证人体正常工作不可少的营养元素，但盐吃得多了也会危及身体健康。早在我国古代对此就有了一定的认知。古籍《黄帝内经》当中有这样的描述："多食咸，则脉凝泣变色。"转化成现代的意思就是吃盐吃得太多，人的血管会变硬。

高盐饮食是高血压的重要致病因素，当摄入过多钠离子，血液含钠量增多，渗透压增加，身体为了维持血液浓度，会积存更多的水分，最终导致血压升高。食盐是我们身体摄入钠的主要途径，我们日常的生活中，除了食盐之外很多食物都含有钠，比如，腌制的熟肉、咸菜等等，还有我们常用的调味品酱油，都含有大量的钠。而钠离子是保持人体水电解质平衡的一个不可缺少的元素，它常常和水绑定在一起，也就是说，它到哪儿，水就跟到哪儿。如果体内，尤其是血液中的钠含量升高，那么身体中潴留的水分也就多，从而导致血容量增多，这就会引起血压升高，增加心脏负担，并能增加血液黏滞度，最后导致脑部组织坏死和动脉受损，增加罹患心脏疾病和脑卒中的危险，同时也对脑卒中后遗症患者不利。

最近英国的研究显示，减少成年人盐的摄入，能够在4周内降低成年人的血压。长期高盐饮食容易引发高血压。研究显示，每日吃15 g盐的人群，高血压的发病率约为10%，高盐饮食是高血压的重要危险因素。因为盐里的钠离子过多被吸收入血后，引起体内水钠潴留，导致血容量增加，发生高血压，同时还会引起血管平滑肌细胞的水肿，血管腔变窄，加重高血压。

我们都知道吃盐太多了不好，吃盐过量和高血压、心脏病、脑卒中等一系列疾病风险增加有关。一般情况下，吃盐多了都会口渴，我们会喝很多水，来冲淡口渴的感觉，如果我们哪一餐吃盐多了，血液里的钠含量会升高。钠离子会和水结合，使水蓄积在体内，导致血容量增加，可能会导致身体浮肿。长期来讲，高盐饮食对身体的危害并不能靠多喝水来抵消。脑卒中患者有的合并高血压病，食盐的用量要小，要采用低盐饮食（每日食盐 3 g），可在烹调后再加入盐拌匀即可。如果在烹调过程中放入盐，烹调出来的菜会比较淡，难以入口。为了增加食欲，可以在炒菜时加一些醋、番茄酱、芝麻酱，同时注意减少用盐。食物宜采用蒸、煮、炖、熬、清炒、汆、熘、温拌等烹调方法，不适宜煎、炸、爆炒、油淋、烤等方法。

脑卒中患者如何减少盐的摄入？

一项在 23 个发展中国家开展的为期超过 10 年的研究表明，

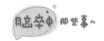

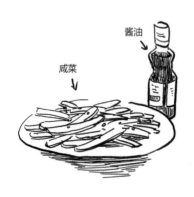

酱油

咸菜

3克盐大约为1啤酒盖的量

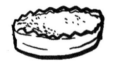

人群的盐摄入量水平降低15%，便可预防850万例心脑血管疾病的死亡。在我国，80%的盐是在自家厨房自己加的，加工食品反而比较少。中国人想从减盐获得健康收益，必须具体到每个家庭，每个人。作为脑卒中患者，他们的食盐摄入量应该摄入多少呢？

脑卒中和高血压患者每天食用盐的数量必须控制在 3 g 左右，大概相当于一个啤酒瓶盖那么多。酱油里面也含有很多的盐分，建议 1 天的酱油摄入量不超过 10 mL。

像酱油、榨菜、咸菜、黄酱等都属于高盐食物，脑卒中患者也一定要重视和限量，我们来看看这些食物折合的食盐量：

——100 g 腌芥菜头相当于 19 g 食盐；

——100 g 酱萝卜相当于 18 g 食盐；

——100 g 酱油相当于 15 g 食盐；

——100 g 榨菜相当于 11 g 食盐；

——100 g 黄酱相当于 9 g 食盐；

——100 g 腌雪里蕻相当于 8.5 g 食盐；

——100 g 香肠 / 火腿相当于 4 g 食盐。

预防慢性病、高血压，必须减少盐的摄入量，现在很多家庭都是五口之家，每日三餐都在家做饭的情况下，我们建议和倡导：1 个月不能用完 1 袋盐。同时建议选择食用低钠盐。目前，世界上很多国家和我国多个省市都在积极提倡推广食用低钠盐，低钠盐中的钠离子含量比普通盐的钠离子含量低，同时添加了钾离子等。增加的钾离子具有降低血压的功效，不仅对高血压患者有益，还有利于普通人群预防高血压，因此对脑卒中的高危人群及已患有脑卒中的患者，都具有一定的好处，即能够降低高血压带来的脑卒中危险因素。低钠盐中 10% ～ 35% 的钠被替换成了钾，吃同样分量的盐，低钠盐比普通盐含更少的钠，更有利于预防高血压。不过需要注意的是，低钠盐的钾含量变高，肾功能不全患者不宜食用。

除了每日的食盐摄入总量，还要注意烹调方法。使用新鲜大蒜、洋葱、黑胡椒、柠檬汁及低盐调味料等替代全部或部分食盐，同样能保证食物的美味。食醋除了可以调味外，还可以加速脂肪的溶解，促进消化和吸收；芝麻酱含钙量高，经常食用可补充钙，钙离子可增加血管内皮的致密性，对防止脑出血有一定的好处。很多人做菜不愿意少放盐是因为觉得盐放少了，菜就没味了。其实，盐负责咸味，放少了咸味，可以通过调和酸等其他味道来保证美味。

脑卒中患者应该掌握减少盐的摄入总量的方法，希望各位患

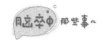

者能将"减盐"技巧熟练应用到生活里。

什么是必需脂肪酸?

脂肪酸包括饱和脂肪酸和不饱和脂肪酸。饱和脂肪酸是指不含双键的脂肪酸，多存在于牛、羊、猪等动物的脂肪中，摄入量过高会引起血脂升高，形成动脉粥样硬化，增加患冠心病的风险。

除饱和脂肪酸以外的脂肪酸就是不饱和脂肪酸，是人体必需脂肪酸，具有降低血脂、改善血液循环、阻抑动脉粥样硬化等功效。必需脂肪酸是指人体维持机体正常代谢不可或缺而自身又不能合成或合成速度慢，无法满足机体的需要，必须通过食物供给的脂肪酸。必需脂肪酸不仅能够吸收水分滋润皮肤细胞，还能防止水分流失，是机体润滑油。建议每日至少要摄入 2.2 ～ 4.4 g。主要包括两种，一种是 ω-3 系列的 α- 亚麻酸，一种是 ω-6 系列的亚油酸。研究发现，α- 亚麻酸进入体内会被分解为二十碳五烯酸（EPA，鱼油的主要成分）和二十二碳六烯酸（DHA，俗称脑黄金），其中 EPA 被称为"血管清道夫"，可降低血液中低密度脂蛋白胆固醇和甘油三酯的量，而提高高密度脂蛋白胆固醇的量，达到调血脂、降血压的作用。同时，α- 亚麻酸能使血管有弹性，同时减少挤满胆固醇的血小板，预防血管血栓形成及动脉粥样硬化发生。因此，适量食用含有 α- 亚麻酸的食物对预防脑卒中是有益的。

必需脂肪酸是磷脂的重要组成部分，是合成前列腺素（PG）、血栓素（TXA）及白三烯（LT）等类花生酸的前体物质，与胆固醇的代谢有关，可以维持正常视觉功能。人体若缺乏必需脂肪酸，可引起生长迟缓、生殖障碍、皮肤损伤（出现皮疹等）以及肾脏、肝脏、神经和视觉方面的多种疾病。若摄入过多，可使体内的氧化物、过氧化物等增加，同样可对机体产生多种慢性危害。

反式脂肪酸与脑卒中有什么关系？

很多人一听到脑卒中，第一个反应就是患者此前肯定爱吃肥肉，因为肥肉这种食物不仅油脂含量特别大，而且非常容易导致心脑血管疾病，但是它真的是导致脑卒中逐渐增多的主要元凶吗？答案并非如此，毕竟患上脑卒中的患者中有很多是不爱吃肥肉的。那到底什么才是导致脑卒中的主要元凶呢？答案是反式脂肪酸。关于这个名字可能很多人都感觉很陌生，但它在我们生活中出现的频率可不低，就连我们日常所用的食用油里都含有反式脂肪酸，尤其是最近这几年比较火的菜籽油，有些人觉得菜籽油更健康，

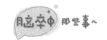

其实它里面含有的反式脂肪酸比其他油类都多。

反式脂肪酸是对植物油进行氢化的过程中产生的一种不饱和脂肪酸。反式脂肪酸中至少含有一个反式构型双键的脂肪酸，即C=C 结合的氢在两侧，而顺式结构的脂肪酸中 C=C 结合的氢只在同侧。作为不饱和脂肪酸的一种，因其与碳链双键相连的氢原子分布在碳链的两侧而得名。虽然属于不饱和脂肪酸，但反式双键的存在使其结构、性质都发生了很大的变化，其性质接近饱和脂肪酸。

反式脂肪酸有天然存在和人工制造两种情况。乳制品中存在天然的反式脂肪酸，牛奶中的反式脂肪酸占脂肪酸总量的4%～9%，人乳占2%～6%。另一种是非天然的反式脂肪酸，它的制作工艺是把植物油通过人工催化加氢以后形成的。在日常生活中，含有反式脂肪酸的食品很多，诸如蛋糕、糕点、饼干、面包、沙拉酱、炸薯条、炸薯片、爆米花、巧克力、冰淇淋、蛋黄派……凡是松软香甜、口味独特的含油（植物奶油、人造黄油等）食品，都含有反式脂肪酸。一般来说，口感很香、脆、滑的多油食物就可能使用了部分氢化植物油，富含氢化植物油的食品就可能有反式脂肪酸。如饼干、巧克力派、蛋黄派、布丁蛋糕、糖果、冰淇淋等等。还有速食店和西式快餐店的食物也常常使用氢化油脂。现制现售的奶茶尤其要注意，因为它"乳化""滑润"的状态特性需要氢化植物油。

反式脂肪酸以两种形式影响我们：一种是扰乱我们所吃食品的成分结构；另一种是改变我们身体正常代谢途径。对人体健康有害的反式脂肪酸主要是工业反式脂肪酸，一般存在于对植物油的部分氢化和除臭而产生的氢化植物油之中。含多不饱和脂肪酸的红花油、玉米油、棉籽油可以减低胆固醇水平，但是当它们氢化为反式脂肪酸时，作用恰恰相反，虽然它们仍然不像饱和脂肪酸那样危害大，但是它们会升高血液胆固醇水平，升高对健康不利的 LDL-C 的浓度，降低对健康有益的 HDL-C 的浓度来增加心脑血管疾病的发生风险。血液中胆固醇过高会引起动脉粥样硬化斑块，造成动脉管腔狭窄、阻塞，当这种情况出现在脑血管时，就会引起脑梗死。

此外，反式脂肪酸还容易引发冠心病，原因为：

1. 反式脂肪酸可以造成有益的胆固醇的含量下降，其导致心血管疾病的概率大概是饱和脂肪酸导致心血管疾病的 3～5 倍。

2. 反式脂肪酸容易形成血栓。在我们食用反式脂肪酸之后，会增加我们人体血液的黏稠度以及凝聚力，容易导致血栓的形成，老年人的血管壁非常脆弱，因此，他们所遭受到的危害最为严重。

3. 反式脂肪酸能影响胎儿、婴幼儿的生长发育，它对中枢神经系统的发育也能产生不良影响。

4. 反式脂肪酸不易被人体消化，容易在腹部积累，导致肥胖。

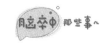

脑卒中患者摄入油脂需注意哪些方面？

脑卒中患者因摄入油脂过多可使血脂增高，血黏度增加，从而增加脑卒中的发病率，因此，大家应严格控制每日油脂的摄入量，特别是老年人。生活中则需要注意以下几个方面：

1. 限制脂肪摄入量。大家要采取低脂饮食，首先从每日膳食中要减少总的脂肪量摄入，烹调时尽量不用动物油，尽量选用橄榄油、葵花籽油、花生油、玉米油等，要限制饮食中的胆固醇，每日应在 250 mg 以内，相当于每周可吃 3 个鸡蛋黄。

2. 限制盐的摄入，脑卒中患者采用低盐饮食，每日食盐 3 g。

3. 限制精制糖和含糖类食物的摄入，包括点心、糖果和饮料。

4. 脑卒中患者要经常饮水，尤其在清晨和晚间，从而稀释血液防止血栓的形成。

5. 调整烹调用料，可以在炒菜时加一些醋、番茄酱、芝麻酱。食醋可以调味外，还可加速脂肪的溶解，促进消化和吸收；芝麻酱含钙量高，经常食用可以补充钙，对预防脑出血有一定的好处。

6. 适量增加蛋白质，由于膳食中的脂肪量下降，就要适当增加蛋白质，一般瘦肉、鱼类，特别是海鱼富含蛋白质。另外，每日要吃一定量的豆制品，如豆腐、豆干，对降低血液胆固醇及血液黏稠度有一定辅助作用。

综上所述，既控制油脂的摄入，又控制盐和糖的摄入，身体总热量就会下降，血脂自然会降下来。

脑卒中患者基础能量消耗一般会超过正常人的30%左右，为此，脑卒中患者每千克体重每天需要摄入的热量基本为83.6～146.44千焦。脑卒中患者具体的热量摄入还需要根据其自身的身体情况进行调节。脑卒中患者每天脂肪摄入量不能够超过总体热量摄入量的30%。对于血脂异常的患者，每天脂肪摄入量不能够超过总体热量摄入量的25%。其中，饱和脂肪酸每天摄入量不能够超过总热量的7%；反式脂肪酸每天摄入量不能够超过总体热量的1%；ω-3不饱和脂肪酸每天摄入量不能够超过总热量的0.5%～2%；ω-6不饱和脂肪酸每天摄入量不能超过总热量的2.5%～9%。

脑卒中患者为什么要多吃蔬菜、水果？

蔬菜含水分较多，热量较低，既提供了大量纤维素、微量元素和抗氧化物质，还提供了胡萝卜素、维生素、叶酸、钾、钙、铁、镁等矿物质元素。而水果中含有丰富的维生素、矿物质和膳食纤维，其中维生素C能抗氧化、调节胆固醇代谢，保护血管内皮细胞不受有害物质侵害，增加血管致密性，防止出血，对血管有保护作用。此外，也可以选香菇、木耳等菌类食物和海带、紫菜等海藻类食物，

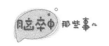

这些也都富含微量元素，满足人体的需要。在一项人群实验研究中证明，多吃新鲜蔬菜、水果可使脑卒中发病风险降低31%，冠心病发病风险降低39%。因此，平时多吃蔬菜、水果的重要性显而易见。

含钾的常见食物如菠菜、毛豆、甜薯、马铃薯、桃、橙、香蕉等，有助于减少体内钠水潴留，降低血容量，从而降低血压，预防脑卒中的发生。

具有抗动脉粥样硬化作用的常见食物如胡萝卜、洋葱、南瓜、西红柿、苹果、草莓、西瓜，这些富含类黄酮与番茄红素的食物能清除氧自由基、降低LDL。

在生活中我们常见的对血管有益处的蔬菜和水果如下：

红薯：具有消除活性氧的作用，活性氧可加速动脉粥样硬化。

卷心菜：能使胆固醇转化为酶后排出。

大白菜：含微量元素硒，是心脏不可或缺的微量元素。

大蒜：有助于降低胆固醇浓度，延缓血管硬化，增强心肌收缩力，预防血栓形成，有利于预防心脑血管疾病。

番茄：含番茄素，能够抑制低密度脂蛋白，让血管免受氧化破坏，可减少心脑血管疾病，防止动脉粥样硬化，降低心肌梗死和高脂血症的发生。

柿子：柿叶含大量维生素C，具有降压、保护心血管的作用；柿子中的维生素含量较一般水果高，对于脑卒中患者大有益处。

其还含有一种酚类化合物，有预防动脉粥样硬化、降低心脑血管疾病发生率的作用。

西瓜：西瓜汁富含维生素 A、维生素 B、维生素 C、蛋白质、葡萄糖、果糖、蔗糖酶、谷氨酸、瓜氨酸、精氨酸、苹果酸、番茄色素、磷酸及钙、铁、粗纤维等，对高血压的防治有很好的作用。

柚子：柚子含有生物活性物质皮苷及类胰岛素，柚子肉中的维生素 C 非常丰富，有降血脂、降低血液黏稠度、减少血栓形成、预防脑血管疾病等功效。

菠菜：含大量抗氧化剂，可促进细胞增殖的作用，既能激活大脑功能，又可增强活力。

木瓜：含 17 种以上氨基酸及多种营养元素，有助于软化血管。

草莓：富含维生素和果胶，有利于防止动脉粥样硬化，预防冠心病的发生，对脑出血患者有很高食用价值，对高血压也有一定的功效。

猕猴桃：含 17 种以上氨基酸、果胶、鞣酸、柠檬酸、黄酮类物质，含多种微量元素、维生素，尤其维生素 C 和硒含量丰富，长期食用，有助于降血压、血脂。

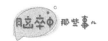

脑卒中患者为什么要注意补钙?

发生脑卒中时，机体会出现炎症和免疫反应，此时，与骨吸收密切相关的细胞因子，如白介素、肿瘤坏死因子因失去了功能调节出现骨去矿物质化，引起小血管痉挛，血液在毛细血管内淤滞，从而降低血液 pH，引起骨矿物质的溶解，并在临床检查和化验中发现血清钙降低。而血清钙和镁都是骨组织中重要的组成部分，这些重要物质的降低会使机体的内分泌系统出现变化，主要表现

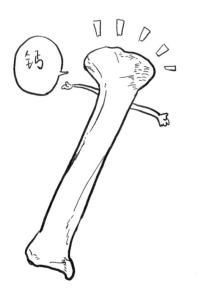

为刺激甲状旁腺分泌减少，导致骨溶解，发生骨质增生。此外，患者长期卧床，导致骨骼肌失去了机械力的作用，骨细胞活性增强，骨组织被吸收，最终发生失用性骨质疏松。因此，脑卒中的患者需要补钙。

在一项骨质增生的研究报告中，每年因脑卒中发生肢体偏瘫者，骨密度（BMD）每年可降低 1 ～ 3 SD。骨密度测定的 SD 代表：正常年轻的成年人平均峰值骨密度的标准值 1 个标准差，即 1 SD。参照 WHO 的诊断标准：受试者 BMD 低于年轻成人 BMD 峰值 2.5 SD 为骨质疏松症；受试者 BMD 低于年轻成人 BMD 峰值 2.5 SD 伴一处和多处骨折为严重骨质疏松症；受试者 BMD 低于正常年轻成人骨峰值的 1 ～ 2.5 SD，为骨量减少。

而国内根据国人体质特点建议按骨量低于骨峰值 2 个标准差 (2 SD) 即可诊断为骨质疏松症。基本正常：骨密度不低于年轻成年人平均峰值骨密度的标准值 1 个标准差 (≤ ±1 SD)；骨量减少：骨密度低于年轻成年人平均峰值骨度密的标准值 1 ～ 2 个标准差 (< -2 ～ -1 SD)；骨质疏松：骨密度低于年轻成年人平均峰值骨度密的标准值 2 个标准差 (≤ -2 SD)；严重骨质疏松：骨密度低于年轻成年人平均峰值骨度密的标准值 2 个标准差，而且发生过一处或多处脆性骨折 (≤ -2 SD)，且更易发生骨折，其中髋关节骨折的发生风险比一般人群高 7 倍。

预防骨质疏松的措施包括营养均衡、适量增加运动、延长光照时间。治疗骨质疏松的措施包括食疗、运动、药物。首先，适当增加运动，可增加钙含量，延缓骨丢失。运动方式包括：抗阻运动和承重运动，其中脑卒中患者可以选做一些适度抗阻运动，增加肌肉体积，增强骨骼力量，包括哑铃及器械辅助运动。其次，膳食营养均衡，每日蛋白质、维生素等都是人体所需的营养素，也是骨骼所需的，它们还可以减少尿钙的排出。最后，是药物治疗，

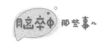

第一类是矿化类药物，包括钙、活性维生素 D，骨化三醇剂量为 0.25 ～ 0.5 μg/d，α- 骨化醇剂量为 0.25 ～ 0.5 μg/d；第二类是抑制骨吸收的药物，如雌激素、降钙素、双磷酸盐、雷洛昔芬等。

表 5-1 是不同钙剂吸收情况。

表 5-1 不同类型钙剂的吸收率

钙剂	钙吸收 /%	相当于 55 mg 钙的化合物量 /mg
碳酸钙	39	1.26
柠檬酸钙	30	2.37
葡萄糖酸钙	27	5.49
乳酸钙	32	3.52
醋酸钙	32	21.6

脑卒中患者不宜多吃的食物有哪些？

很多脑卒中患者及家属经常会咨询："脑卒中了到底该怎么吃？什么能吃？什么不能吃？"关于什么能吃的问题，前面的内容中已经有所介绍。下面我们来了解一下不宜多吃的食物有哪些。

第一，要控制食盐的摄入。尽量不要吃或者少吃腌制、辣味及调味浓重的罐头等较咸的人工或加工食品。

第二，要尽量少吃胆固醇含量高的食物，如动物内脏（猪脑、肝等）以及肥肉、蛋黄、鱼卵等。尤其是胆固醇偏高的患者，应尤为重视。

第三，还应控制油脂的摄入。尽量不吃动物油，宜选择植物油。不吃或少吃油炸类、油煎的一些食物，还有就是含油脂较多的动物皮脂，常见的包括猪皮、鸡皮、鸭皮、鱼皮等。

第四，要减少高嘌呤食物的摄入。高嘌呤通常与高尿酸相关，而高尿酸血症是脑血管病的高危因素之一。因此，尽量减少食用动物内脏、豆类、海鲜、啤酒等高嘌呤饮食，以避免我们体内的尿酸过高。如果偶尔多吃，可以通过多喝水来降低血液中的尿酸浓度。

最后，需要特别注意的是，如果脑卒中引起了患者的吞咽功能障碍，为了避免呛咳、误吸等的发生，进食时宜采用半卧位、颈部向前屈的姿势。还需要注意调整食物形态，以流食为主，康复期患者必须要吃流食，因为这些食物最大的优点就是容易消化，不会引起呛咳的情况。如果患者有明显的吞咽功能障碍，必要时可留置鼻饲管。

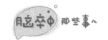

脑卒中患者饮水需要注意什么？

我们都知道"水是生命之源"，水是维持我们生存的必需物质。尤其对于脑卒中患者，如果不能充分补水，可能会使患者循环血量下降，从而导致脑灌注缺乏，很容易使血管堵塞加重，导致病情反复甚至加重，造成严重后果。因此，对脑卒中患者而言，饮水是十分重要且必需的。每日足量地饮水，既可有效增加循环血容量，还可以促进新陈代谢、降低血液黏度，对脑卒中患者的预后很有帮助。

那么每天喝多少水合适呢？对心脏功能正常的脑卒中患者，每天要保证 2000～3000 mL 的液体入量。那我们如何来判断饮水是否足量呢？一个简单的判断方法是：如果患者尿液颜色深黄，表明饮水量不够；如果尿液颜色是淡黄甚至清水的颜色，表明饮水量够了。另外，尽量少量（每次 200 mL 左右）多次饮水，避免加重患者的心脏负担。

需要注意的是，脑卒中患者如果出现吞咽功能障碍，经口进水很容易出现呛咳、误吸，甚至导致肺部感染的发生。对此类患者而言，为保证足够的液体入量，还是建议留置鼻饲管，通过鼻饲管来给患者进行液体的饲入。

脑卒中患者能喝咖啡吗?

很多脑卒中患者有经常喝咖啡的习惯，甚至有部分患者发病前不喝咖啡，发病后通过喝咖啡的方式来促进身体康复或预防再次脑卒中。那么脑卒中患者到底能喝咖啡吗?

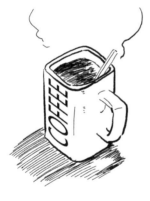

适度饮用黑咖啡
保证充足睡眠

有研究发现，咖啡摄入量与脑卒中风险之间呈非线性关系。与从不喝咖啡者相比，每天喝 2、4、6、8 杯咖啡者出现脑卒中的风险分别降低 13%、17%、16%、14%。也就是说，每天摄入 4 杯咖啡时的风险最低。不过该研究同时指出，中国人群的咖啡因代谢比西方人群慢，咖啡可能对中国人群的脑卒中预防也是有限

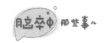

的，且国内缺乏相关研究证据。

我们必须理智地认识到，咖啡可能给脑卒中患者带来一些益处，但并不是人人都可以喝。

第一，咖啡中的咖啡因能使血压上升，所以对高血压人群而言，应避免喝含咖啡因的饮料。

第二，咖啡中的咖啡因会兴奋大脑皮层，部分患者饮用后会出现入睡困难，甚至失眠、烦躁等，反而会导致脑卒中病情加重。

第三，对有胃部疾病的患者，空腹情况下喝咖啡很容易引起胃液过度分泌，很可能导致胃炎或胃溃疡的发生或加重。

总之，对脑卒中患者而言，在没有禁忌证或者不良反应的情况下，可以适度喝咖啡，但是一定不要过量。这里必须强调的是，咖啡不是灵丹妙药，也不是膳食指南上的必备营养物质。必须做到量力而行、适可而止。

脑卒中患者能饮茶吗？

与喝咖啡的问题类似，很多脑卒中患者试图通过饮茶来促进身体康复或预防再次脑卒中。那么，脑卒中患者到底适不适合饮茶呢？

国内一项研究发现，对"偶尔喝茶、每周喝茶、每天喝茶"的人群而言，随着饮茶频率的增加，脑卒中发生风险渐呈下降趋势，尤其是绿茶。与从不饮茶的人相比较的话，每天饮绿茶能降低8%的脑卒中风险。茶叶中的茶多酚既有助于降低血糖、调节血脂，同时还能降低动脉粥样硬化发生的风险；另外，茶多酚中的儿茶素还可能增加血液的一氧化氮水平，有利于改善内皮细胞的功能。可能与茶的加工过程有关，绿茶更具抗氧化能力。

不过，不是所有的脑卒中患者都适合饮茶。首先，饮茶可能降低一些药物的功效，所以我们尽量不要用茶水送服药物。其次，尽量不要喝浓茶，尤其是晚上，部分脑卒中患者会出现睡眠障碍、情绪亢奋、烦躁，会导致病情加重。最后，对有肝脏疾病、尿道结石、神经衰弱及习惯性便秘等患者而言，饮茶反而可能会使原有疾病加重，得不偿失。

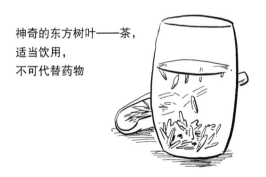

神奇的东方树叶——茶，
适当饮用，
不可代替药物

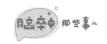

对没有茶叶禁忌证的脑卒中患者而言，饮茶确实是个好习惯，尤其是绿茶，有助于预防脑卒中和身体康复。但切记，对脑卒中患者而言，规律服药才是关键，饮茶对药物没有任何可替代性。

脑卒中患者为什么要少喝含糖饮料？

大量摄取含糖饮料，首先，会促进身体内部的糖分转化为脂肪，糖分在身体中蓄积过多，还会引起体重上升、血糖升高等。其次，含糖饮料还会升高血压。最后，含糖饮料中的糖分和人工甜味剂都是增加心血管疾病、脑血管疾病以及阿尔茨海默病的风险因素，而这些都是缺血性脑卒中的危险因子。我们可以通过两个研究来明确：

1. 杂志 *American Journal of Clinical Nutrition* 曾在 2016 年 7 月刊登一项日本研究，研究指出，与那些几乎不喝含糖饮料的女性相比，每天喝 1 杯汽水或者其他含糖饮料的女性，罹患缺血性脑卒中的风险增加 83%。研究人员表示，脑卒中风险增加的原因或许是饮料对代谢的影响。

2. 权威期刊 *Alzheimer's Dement* 于 2017 年刊登了 Framingham 心脏研究（FHS），在美国波士顿以西 23 英里

（约 38.8 千米），有一座名叫 Framingham 的小镇。1948
年，Framingham 心脏研究就从那里起步，Framingham 之
所以能够改变历史，源于在此开展的一项大型流行病学研究，即
Framingham 心脏研究（FHS）。这项开始于 1948 年的研究已
开展了 67 年，至今仍在进行中。FHS 革新了我们对动脉粥样硬化、
高血压、心衰、心律失常和外周动脉疾病流行病学的理解、治疗
和预防观念。例如，Framingham 心衰诊断标准现在仍在使用，
并且被用于世界各地无数的临床试验中。Framingham 危险评分
也已成为公认的预测个体未来冠心病事件风险及制定预防管理决
策的基础。

　　FHS 的数据显示，经常摄入含糖饮料（如碳酸饮料、果汁等）
者记忆力下降、脑总体积 / 海马缩小的风险可显著升高。此外，
研究者还发现，每天摄入低热量碳酸饮料者罹患缺血性脑卒中及
阿尔茨海默病的风险是不喝此类饮料者的 3 倍。

脑卒中患者如何纠正同型半胱氨酸升高？

　　同型半胱氨酸是由人体内的蛋氨酸转化而来的一种蛋白质，
在理想状态下，它的含量是很低的，而且可以在酶的催化作用下

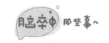

转化为对人体有益的谷胱甘肽（抗氧化剂）和 S- 腺苷蛋氨酸（有益于大脑和身体）。然而，当受基因遗传缺陷、营养缺乏、饮食不当、吸烟酗酒、疾病和药物等风险因素影响时，同型半胱氨酸的转化过程受到阻碍，血液中的同型半胱氨酸就会累积，产生毒性，增加人体患病的风险。如果想让同型半胱氨酸在血液和各类组织中的含量维持在一个较低的水平，需要三种重要物质的参与: 叶酸、维生素 B_6 以及维生素 B_{12}。因此，当这三种物质缺乏，尤其是叶酸缺乏的时候，血同型半胱氨酸水平会显著升高。

经大量研究表明，人体内同型半胱氨酸水平升高是脑卒中的一个独立危险因素，与发生心脑血管疾病的可能性呈因果关系。血液中同型半胱氨酸水平明显升高，可能通过以下这些机制损害我们的身体：可以影响细胞的代谢、分化、发育，促进细胞凋亡，影响细胞内遗传物质的合成等；可以影响体内谷胱甘肽的合成，抑制一氧化氮的合成，造成氧化损伤；容易引起血管平滑肌的增生，促进低密度脂蛋白胆固醇的氧化，这都会导致动脉粥样硬化的发生；加重体内的免疫炎症反应。血同型半胱氨酸水平升高，还被认为与冠心病、缺血性心肌病、深静脉血栓等心血管疾病的风险有关。但是如果你血液中的同型半胱氨酸水平风险较高（≥ 9 μmol/L），还需通过补充剂的方式来将你的同型半胱氨酸水平尽快降低至安全水平，最直接有效的方式就是饮食。补充剂的摄入剂量应该在医生指导下进行补充。

可降低同型半胱氨酸的食品：

1.富含维生素 B_2 的食物：富含维生素 B_2 的食物有很多，比如，动物的心、肝、肾、蛋类、奶类、酵母、豆类、绿叶蔬菜等，最佳食物来源有蘑菇、花椰菜、芦笋、牛奶、番茄、卷心菜等。

2.富含叶酸（维生素 B_9）的食物：由于叶酸遇光、热后容易失去活性，因此，在食物加工过程中要尽量减少烹煮时间，以减少叶酸流失。富含叶酸的蔬菜：莴苣、菠菜、西红柿、胡萝卜、青菜、龙须菜、花椰菜、油菜、小白菜、扁豆、豆荚、蘑菇等。新鲜水果：猕猴桃、橘子、山楂、葡萄、苹果、草莓、香蕉、梨、樱桃、石榴等。动物食品：牛肉、羊肉、动物的肝脏、肾脏、禽肉及蛋类。谷物类：全麦面粉、大麦、米糠、小麦胚芽、糙米等。豆类、坚果类：黄豆、豆制品、核桃、腰果、栗子、杏仁、松子等。还有另外一种补充叶酸最简单的食物——鸡蛋，美国流行病学数据研究显示，每天吃 1 个鸡蛋，脑卒中风险平均降低约 12%。

3.富含维生素 B_6 的食物：谷类、酵母、肝脏、肉类、鱼类、蛋类、豆类及花生中维生素 B_6 的含量都比较丰富。

4.富含维生素 B_{12} 的食物：主要食物来源为动物性食品，如动物内脏、肉类、蛋类等都富含维生素 B_{12}，豆制品经发酵后也会产生一部分维生素 B_{12}。另外，人体肠道细菌也可以合成一部分维生素 B_{12}。

5.富含锌的食物：海产品、瘦肉、蛋类、动物内脏、干果类、

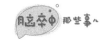

谷类、奶类等食物中都含有丰富的锌，其中牡蛎的含锌量非常高；植物性食物中含锌较高的有豆类、花生、蘑菇等；锌在蔬菜和水果中的含量较少，而且利用率较差，所以素食者尤其应该注意补充锌。

降同型半胱氨酸药物有：

1. 叶酸：每天补充 0.8 mg 的叶酸。市场上叶酸有两种规格：0.4 mg 和 5 mg，建议服用 0.4 mg/ 片，2 片 / 次，1 次 / 日，口服。

2. 维生素 B_6 片：每天服用 1 ～ 2 片（每片 10 mg）。

3. 维生素 B_{12}：临床上有口服药物甲钴胺片或针剂维生素 B_{12} 注射液。甲钴胺片 1 片 / 次，3 次 / 日；维生素 B_{12} 注射液 1 支 / 次，1 次 / 日，肌注。

所以，具有脑卒中危险因素的人群（如高龄、高血压、糖尿病、冠心病以及曾经有过短暂性脑缺血发作），若伴有血清同型半胱氨酸高，应注意从饮食上增加 B 族维生素 (叶酸、维生素 B_{12} 和维生素 B_6) 的摄入，同时应定期监测血清同型半胱氨酸，每年 1 次。患者不仅要加强饮食调理，还要通过口服 B 族维生素类药物进行治疗，以降低血清同型半胱氨酸浓度，降低脑卒中风险。

第六章　脑卒中的生活调理

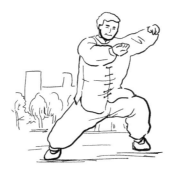

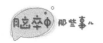

戒烟对脑卒中患者有什么好处?

众所周知，吸烟有害健康。我们已经详细介绍了吸烟的危害及吸烟与脑卒中风险的关系。在中国，每年脑卒中新发病例为250万，每12秒就有1个新发病例。在这些脑卒中患者中，不乏吸烟的人群。说到吸烟，俗语有"饭后一支烟，赛过活神仙"。中国的烟文化由来已久，它是人类在发展、生产的过程中，以烟酒为载体表达人与自然，以及人与人之间各种理念、信仰、思想情感的各种文化形态。

吸烟是目前公认的诱发脑卒中的高危因素。有关专家研究发现：吸烟20年以上，每天吸烟20支以上的人，脑卒中发生率是不吸烟者的3倍。香烟中的尼古丁、烟碱、一氧化碳等有害物质可毒害血管壁，促使脂类物质在血管壁沉积，造成和加重动脉粥样硬化；尼古丁可刺激性地引起血液中红细胞和血小板增多，使血液黏稠度增加，血流缓慢，造成微小血栓的形成而堵塞部分心脑组织中的微小血管；尼古丁还可刺激血管壁，使血管痉挛、血压升高，造成局部心脑组织的缺血、缺氧等。在各种类型的脑卒中中，一种称为蛛网膜下腔出血的脑卒中与吸烟的关系最大。每天吸烟数量在20支以下和20～40支的男性患上这类脑卒中的风险分别是不吸烟男性的 3.2 倍和 38 倍。总体说来，吸烟女性患此病的风险是不吸烟女性的 27 倍。蛛网膜是像蜘蛛网一样包在大脑表面的一层脑膜，它的下面有间隙，发生在该间隙里的出血称为蛛网膜下腔出血，症状是剧烈的头痛，常伴有颈部僵硬。

　　戒烟是一种减少脑卒中死亡人数的有效途径。日本进行的一项大规模调查表明，吸烟会大大增加患脑卒中的危险，如果所有人都不吸烟，日本每年大约有 16 万人可以免于患上脑卒中，约 15 万人可避免死亡。据调查，戒烟后，受损的血管可逐渐自行修复，血管硬化水平可日渐减轻，戒得越早，血管修复的效果越好，脑卒中的发生率则可大为降低。吸烟人群戒烟 1 年，脑卒中发病率就可以降低一半；戒烟 5 年，脑卒中发病率就可以恢复到不吸烟人群的水平。可见戒烟对脑卒中患者健康的改善是立竿见影的。因此，鼓励戒烟，提供戒烟干预措施，是脑卒中一级预防和二级预防的重要手段。

脑卒中患者应该如何戒烟？

　　对于是否戒烟，人们又会有各种各样的疑虑，比如，年龄大了，戒烟是否为时已晚？吸烟但未发生脑卒中，是否需要戒烟？已经

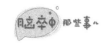

发生了脑卒中，戒烟还有用吗？抽烟量不多，可不可以不戒烟？是不是少抽点也可以？大家都在抽烟，我不抽多不好意思？……对于上述问题，我们的答案是：无论年纪大小、吸烟多少，都应及时戒烟，尤其是老年人，更不能拿年龄当作逃避戒烟的借口，对于年轻人，要记住面子永远没有身体重要。

戒烟最关键的是自己要下决心戒烟。下面给大家介绍几种戒烟的方法：

1. 主动戒烟：即不服药的情况下，制定戒烟的时间，这种方法需要戒烟者有强大的意志力及耐力。可以自己主动戒烟，也称干戒，但成功率较低，约为5%。

2. 辅助治疗：对于更多的吸烟者，往往是需要辅助治疗的，比如，需要家人或医生的帮助。

这里分享给大家几个戒烟的小窍门：

首先，戒烟前将您戒烟的原因列一张清单并放在您每天都看得到的地方，比如，我想戒烟是为了自己及家人更健康；其次，戒烟的时间可以选择工作压力和工作强度相对不大的时期，比如，休假期间；再次，可以将您的戒烟计划告诉给您的家人和朋友，并取得家人和朋友的理解和支持，比如，让孩子当自己戒烟的"啦啦队队员"；最后，可以邀请一位同样吸烟的朋友与您一起戒烟。

那么，在生活中，我们如何进行戒烟？具体做法如下：

1. 自己制定或与您信任的医生一起讨论出最适合您的戒烟

方法。

2. 既然决定戒烟，就要将香烟、火柴、打火机和烟灰缸等吸烟相关用品全扔掉。

3. 每天减少吸烟次数和吸烟量，用几周的时间逐步戒烟。

此外，还可以用以下方法配合辅助戒烟。

1. 行为疗法或心理疗法

戒烟者发作时，人为进行不愉快的刺激，包括观看教育片、讲解吸烟危害等形成厌恶性条件反射，如果配合针刺等疗法，显效率可达88%。复旦大学附属中山医院感染科教授金文婷通过观察戒烟门诊吸烟者单纯应用伐尼克兰与配合心理强化治疗吸烟者戒烟的疗效，发现：通过心理干预，尤其是强化心理干预，可以使戒烟成功率明显增加。山东大学齐鲁医院神经内科专家姜斌同样对比单纯心理干预治疗与心理干预联合伐尼克兰治疗结果发现，心理干预联合药物较单纯心理干预治疗能取得更好的疗效。国外也曾提出"5日戒烟法"，通过对吸烟者进行为期5天的常识介绍、营养指导等措施，戒烟有效率可达25%。戒烟自信心强、患有烟草相关慢性病等吸烟者更易成功戒烟。此外，利用教学光盘、网络远程课程等对戒烟者进行教育，较单纯耳穴治疗更能改善血清尼古丁浓度及自我效能。根据目前智能医院的发展方向，通过微信及APP客户端等对戒烟者进行监督管理，使远程控制戒烟成为可能。

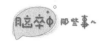

2. 药物替代疗法

可以使用含尼古丁的贴剂、口香糖、吸入剂或鼻喷剂等辅助戒烟，但不推荐使用电子烟代替吸烟。在我国使用尼古丁贴或者尼古丁口香糖比较多，它们含有尼古丁，是替代烟的成分。确定戒烟日以后，从大剂量慢慢往下减，相当于脱敏过程，以缓解戒烟综合征，帮助戒烟。还可以请医生开戒烟药品，如伐尼克兰或者是安非他酮，但这类药品依赖性比较强，需要在医生指导下使用。

3. 运动疗法

2009年就有国外相关研究报道，运动疗法可以明显减轻吸烟者的戒断症状，由于其成本较低、安全等优势而广泛被接受。通过对比中等强度组与高强度组运动，对戒烟者吸烟欲望对比发现，二者在短时间内均可以明显抑制吸烟欲望。但长时间观察后发现，高强度的运动反而起到负向作用。该项研究发现，中等强度有氧运动最为合适（最大摄氧量的50%～60%，最大心率的60%～70%），且更容易坚持完成。运动治疗

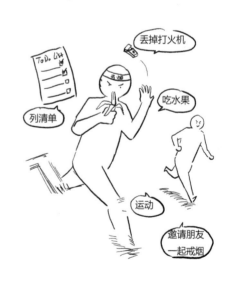

还能改善戒烟后带来的各类伴随症状，包括戒断反应、体重增加、忧郁、失眠。

吸烟有害健康，您做好戒烟的准备了吗？只要您有决心戒烟，就一定会找到一种办法戒烟。一旦戒烟，戒烟的益处立竿见影，而且您在未来的日子会更加健康。

戒酒对脑卒中患者有什么好处？

酒，从传说中的杜康造酒开始一直流传至今，已经成为中国历史文化的一个标志，民间也有"无酒不成席"的说法。可以说，饮酒已经成为生意应酬、亲朋好友聚会等诸多场合不可缺少的一部分。但饮酒一定要适度，切勿酗酒。发表在国际知名杂志 *Circulation* 上的一项荟萃分析显示：饮酒后的几小时内，不管是少量饮酒还是大量饮酒，缺血性脑卒中和出血性脑卒中的风险均增加。因此，为了健康、减少脑卒中发生的概率，应该戒酒，这是医生最常告诉我们的事情之一。下面我们就来和大家聊聊戒酒的好处。

戒酒对身体的好处非常多，如：

1. 长期饮酒的人胃肠道功能差，戒酒后能够明显地改善消

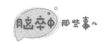

化和吸收功能，降低胃肠道疾病的发病风险，如糜烂性胃炎、胃十二指肠溃疡等的发生率。

2.吸烟、饮酒者患心血管疾病的风险较高，戒酒后可对心血管内皮细胞起到明显的保护作用，尤其能够显著降低冠状动脉粥样硬化性心脏病的发病概率。

3.通过戒酒，可显著降低脑卒中的发病概率，而且对于既往有脑卒中病史的患者，也能够显著降低复发率。

我国脑卒中一级预防指南建议：

1.饮酒者不提倡大量饮酒。

2.不饮酒者不提倡用少量饮酒的方法预防心脑血管疾病。

3.饮酒者应适度，男性每日饮酒的酒精含量不应超过25 g，女性减半，纯酒精含量计算公式：饮酒量（mL）×酒精含量（%）×0.8（酒精比重）＝酒精量（g）。所以大家应时刻谨记：莫要贪杯。

大量研究证明，酒精中毒是脑卒中的重要危险因素，其中以缺血性脑卒中最为多见，少数为出血性脑卒中（如脑出血、蛛网膜下腔出血）。饮酒会造成脑动脉粥样硬化，而动脉粥样硬化的患者，过量饮酒后，血压突然升高，血管破裂，又容易发生脑出血。饮酒会影响凝血物质，酒精可促进血小板聚集，触发凝血反应，可迅速增加红细胞压积，红细胞变形性降低会增加血黏度，引起脑卒中。

国外研究者对83 000个饮酒者调查发现，每天饮酒2次或2

次以上者，收缩压和舒张压均明显升高，这是因为饮酒后加压素升高导致血压升高，而高血压是脑卒中的第一杀手，戒酒则可以防止血压升高，从而加快脑卒中的恢复。饮酒还会加重心脏负担，引起心律失常，增加脑卒中的发生概率，而戒酒不仅可以减轻心脏负担，还会降低脑卒中的发生概率。

下面给大家介绍一些戒酒的方法：

1. 认识酗酒的危害

从思想上坚决纠正饮酒的成瘾行为。社会上的舆论干预和强制的行政手段，对戒酒有绝对的效果，但应提倡主动戒酒。

2. 采用逐渐减酒量法

要有计划地戒酒，切忌一次戒掉，以免出现戒断反应。

3. 应用药物法

由于饮酒是一种成瘾行为，需要相当的努力才能把这种不良行为改正过来。有时候借助药物的方法也是必要的，这样能够提高戒酒成功率。

4. 厌恶疗法

这是一种行为矫正法，其目的是使戒酒者在饮酒时不但得不到欣快感觉，相反还会产生令人痛苦的体验，目前主要的药物有戒酒硫、呋喃唑酮和阿扑吗啡。戒酒硫能抑制乙醛脱氢酶的活性，使得酒精在体内因降解减少而积聚，产生严重的躯体和心理反应，如恶心、呕吐、心悸、焦虑、脸红、疲乏等十分难受的感觉，从

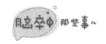

而帮助戒酒。

5. 辅助方法

为了达到纠正不良习惯的目的，常常结合气功、生物反馈、系统脱敏等辅助方法，以获得满意效果，不过这需要心理医生的指导和帮助。

脑卒中患者不能熬夜，如何调整睡眠？

脑卒中后尽量不要熬夜。近年来有研究表明，熬夜可能是脑卒中的独立危险因素之一，湘雅博爱康复医院神经病学专家陈方略通过对 234 例脑卒中患者进行多因素回归分析，发现熬夜是脑卒中的独立危险因素。成都军区昆明总医院研究员赵晶采用匹兹堡睡眠质量指数量表（PSQI）进行评价，也证实了睡眠障碍与青年脑卒中的相关性，并发现睡眠 6～7 小时是其保护因素。熬夜引起脑卒中可能与褪黑素（melatonin，MLT）分泌的减少有关，MLT 可抑制脂多糖（LPS），而 LPS 可诱导内皮细胞凋亡，引起内皮损伤。睡眠时间减少可显著影响血清中 NO、血管内皮素、白介素 -1（IL-1）等血管内皮相关因子的水平，而血管内皮细胞功能的受损使得 NO 释放进一步减少，进而使后者不能发挥调节血管舒张、抗凝、血压等作用，这些都是产生动脉粥样硬化的重要原因。

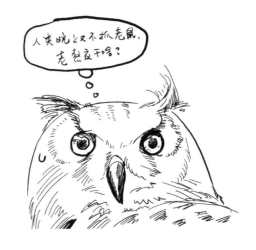

熬夜引起脑卒中还可能与交感神经兴奋有关，血压的升高与交感神经兴奋程度呈正相关。而高血压又是脑卒中公认的危险因素。此外，人体正常的血压呈现"两峰一谷"的昼夜规律，又被称为"勺型血压"。熬夜使夜间交感神经兴奋，血压下降不到白天的10%，形成"非勺型血压"，排除患者基础血压的影响，"非勺型血压"这种模式可明显增加心脑血管疾病的发生率。因此，脑卒中后不可以熬夜。

睡眠不好会同时影响患者心理和身体两个方面，对康复治疗和预防产生负面影响。如果出现睡眠紊乱，可以采用科学的办法调整睡眠。比如，通过刺激控制、睡眠约束和认知—行为方法改善。

1.刺激控制，即在卧室中获得更好睡眠的方法，看电视、在床上看书、懒散地躺在床上等行为都是要尽量回避的，卧室仅仅被用来准备睡觉和睡觉。

2.睡眠约束，是一种强度更大的方法，即通过推迟睡觉时

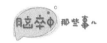

间，固定起床时间来控制睡眠，因为减少睡眠时间会加强人的睡眠系统。

3. 认知—行为方法，通过改变患者的负性观念和不良态度，而代之以健康、有效的观念、情感和行为，例如放松训练。认知—行为疗法对失眠的治疗，主要针对导致长期失眠的因素。通过进行健康睡眠卫生习惯教育和合理睡眠观念的建立，改变非适应性的睡眠方式，减少自主唤醒和认知唤醒，从根本上改正关于睡眠的不良信念和态度，达到治疗目的，以帮助患者减少睡眠问题，并且提高他们对抗问题的能力，从而改善睡眠质量。

脑卒中后体重要达到什么目标？

1. 标准体重

男性标准体重 =[身高（cm）–80] ×70%

女性标准体重 =[身高（cm）–70] ×60%

老年男性标准体重 = 身高（cm）–105

老年女性标准体重 = 身高（cm）–100

正常体重：标准体重 ±10%

体重过重：超过标准体重的 10% ～ 20%

体重过轻：低于标准体重 10% ～ 20%

肥胖：＞标准体重 20%

体重不足：低于标准体重 20%

肥胖度（%）＝（实测体重－标准体重）/ 标准体重 ×100%

超重：肥胖度≥ 10%

轻度肥胖：肥胖度≥ 20% ～ 29%

中度肥胖：肥胖度≥ 30% ～ 49%

重度肥胖：肥胖度≥ 50%

体重指数（BMI）＝体重（kg）÷ 身高（m）^{2}，即 kg / m^2，其与健康的关系如表 6-1 所示。

表 6-1　体重指数与健康状态

体重指数	健康状态
＜ 10	消耗性疾病
10 ～ 12.9	营养失调
13 ～ 18.4	消瘦
18.5 ～ 23.9	正常
24 ～ 27.9	超重
≥ 28	肥胖
≥ 30	重度肥胖

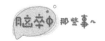

2. 标准腰围

男性 = 身高（cm）÷2−10（cm）

女性 = 身高（cm）÷2−13（cm）

标准腰围的 ±5% 为正常范围。

标准腰围测量方法：被测者站立，双脚分开 25 ～ 30 cm。测量位置在水平位髂前上棘和第 12 肋下缘连线的中点。将测量尺紧贴软组织，但不能压迫，测量值精确到 0.1 cm。

WHO 建议：

正常：男性腰围＜ 85 cm，女性腰围＜ 80 cm；

超重：男性腰围为 80 ～ 85 cm，女性腰围为 75 ～ 80 cm；

肥胖：男性腰围≥ 85 cm，女性腰围≥ 80 cm。

3. 体脂

血液中的脂质称为血脂，它的主要成分是胆固醇、甘油三酯、磷酸和游离脂肪酸。其中血脂的存在形式为脂蛋白。脂蛋白包括：乳糜微粒（CM）、极低密度脂蛋白（VLDL）、低密度脂蛋白（LDL）、高密度脂蛋白（HDL），如表 6-2 所示。

表 6-2　脂蛋白分类及数值变化的意义

脂质名称	合适范围	边缘升高	需治疗水平
总胆固醇	＜ 5.18 mmol/L（200 mg/dL）	5.18 ～ 6.19 mmol/L（200 ～ 239 mg/dL）	≥ 6.22 mmol/L（240 mg/dL）

续表

甘油三酯	< 1.7 mmol/L (150 mg/dL)	1.7 ～ 2.25 mmol/L (150 ～ 199 mg/dL)	≥ 2.26 mmol/L (200 mg/dL)
高密度脂蛋白	≥ 1.04 mmol/L (40 mg/dL)		< 1.04 或 ≥ 1.55 mmol/L (< 40 或 ≥ 60 mg/dL)
低密度脂蛋白	< 1.7 mmol/L (150 mg/dL)	1.7 ～ 2.25 mmol/L (150 ～ 199 mg/dL)	≥ 2.26 mmol/L (200 mg/dL)

国外一项研究发现，肥胖者发生脑卒中的相对危险度为：体重指数 27 ～ 28.9，相对危险度为 1.75；体重指数 29 ～ 31.9，相对危险度为 1.90；体重指数 ≥ 32，相对危险度为 2.37。肥胖是导致脑卒中的独立危险因素，脑卒中的预防应控制体重，保持或减轻体重。但对于已发生脑卒中的患者而言，体重过低会影响脑卒中的预后，故应使男性患者体重指数维持在 18.5 ～ 25，女性患者体重指数维持在 18.5 ～ 24。

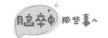

脑卒中后如何健康地减轻体重?

1. 减少能量摄入

①患者饮食上要注意各种营养的补充，每天摄入一定的蛋白质、维生素、胆固醇等，还要注意少食多餐，晚餐不要过于油腻，清淡的饮食最好。

②食用低脂的食物，多吃水果、蔬菜，因蔬菜和水果当中含有维生素C和钾、镁等物质，可以帮助调节胆固醇的代谢，防止动脉粥样硬化的发展，同时增强血管的致密性。但是肥肉、家禽皮、动物内脏、蛋黄、鱼子、腊肉等高脂食物不能食用。

③不要食用蔗糖、果糖以及含糖的食物，如蛋糕、饮料、巧克力等，特别是糖尿病患者就要更加注意了。

④整体减少食物的摄入，维持营养素的正常比例，即碳水化合物占总能量的 40% ～ 55%；脂肪占 20% ～ 30%；蛋白质占 15% ～ 20%。脑卒中患者可以适当增加蛋白摄入的比例。

2. 增加能量消耗

我们需要增加日常活动的强度去提高能量消耗量，就是有规律地进行有氧运动，这是减少脂肪堆积的重要方式。研究表明，每周 150 分钟以上的有氧运动（每天 30 分钟以上，每周 5 天进行）

能有效减轻体重、腰围、体脂肪含量（包括腹部脂肪）。脑卒中患者生活中外出要多加小心，避免摔跤，起床等要小心翼翼，尽量避免过度疲劳。脑卒中患者平常要做一些运动，适量的运动不仅可以减轻痉挛带来的痛苦，还可以防止肌肉萎缩。

脑卒中患者什么时间锻炼最好？

脑卒中一旦发生，治疗效果往往不佳，因此，脑卒中的重点在于预防，并减少复发风险。对于残障程度比较重的脑卒中患者，提倡早期进行康复训练；对于残障程度较轻的患者，在患者病情稳定，身体状况许可的情况下，建议尽早运动。这有利于肢体功能、心、肺、胃肠等多系统功能的恢复。但是需要注意以下几点：

1. 患者早期运动时需重点做好防护工作，避免意外伤害，最好在有家属陪伴或者辅具支撑的情况下进行运动锻炼，严防摔跤和跌伤。

2. 运动贵在坚持，脑卒中后康复锻炼前 6 个月功能改善较为明显，但是有不少患者在康复锻炼 1 年以后仍能有不同程度的提高，更重要的是，长期坚持适度锻炼能够有效地降低脑卒中的复发风险。

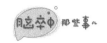

3.注意运动的时间和外部环境，例如，起床不宜过早，以免增加心肺的负荷；运动也不宜过晚，以免影响夜间睡眠；尤其冬春季节，不宜过早外出锻炼；运动时间不宜过长；不宜运动后大量出汗；在饥饿和饱食的情况下也不适合运动。

脑卒中应该采取什么强度的运动？

脑卒中患者应该根据个人的身体状况选择适当的体育锻炼及体力活动。他们适宜进行中等强度的运动，每次运动时既不能气喘吁吁、过度劳累，也不能蜻蜓点水，过于轻松。例如，脑卒中患者不适合快跑或登山活动。

运动形式主要是有氧运动，包括：

1.保健操：长期练习太极拳的老人，其血压平均值明显低于不打太极拳的同龄老人，利于脑卒中恢复。

2.散步：到户外空气新鲜的地方去散步，舒张压可明显下降，症状也可随之改善，各种脑卒中患者均适合。

3.骑车：对于轻度脑卒中患者，尤其是没有影响肢体力量和协调的患者，适度骑车是一种能改善心肺功能的耐力性锻炼，不仅能锻炼肌肉关节，还能减肥、塑形，而且能强化心脏，防止高血压，同时起到预防大脑老化，提高反应灵敏性的作用。每次30～60分钟为宜，速度适中。

4.慢跑：运动量大于散步，适用于轻症患者。长期坚持可以使血压平稳下降，脉搏平稳，消化功能增强，症状减轻。慢跑速度宜慢，时间由少至多，每次以15～30分钟为宜。

脑卒中后可以游泳吗？

游泳作为一种常见的运动方式被很多人所喜爱。那么，脑卒中后还可以游泳吗？这个问题取决于很多因素。

首先，看距离脑卒中发生时间的长短。如果距离脑卒中发生的时间较长，症状稳定，则可以适当进行游泳训练。

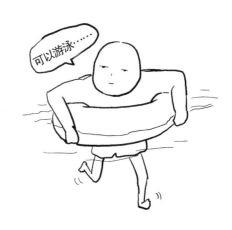

其次，看症状的控制。患者脑卒中的后续治疗包括对血压、血糖和血脂的控制，如果患者严格按照医嘱长期用药，适当地游泳还可以帮助患者对

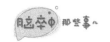

偏瘫肢体进行功能恢复。

再次，看卒中后偏瘫的严重程度。若是患者偏瘫程度较为严重，地上行走都很困难，在压力更大的水中运动就更困难了。但若是偏瘫程度较轻，在有陪护者的情况下可以进行适当时间的游泳训练。

最后，应该选择天气温暖、水温合适的情况下去游泳，且在上岸后要十分注意患者的保暖。

总而言之，游泳是一种可以选择的肢体锻炼方式，但常言道："凡事有度，过犹不及"，关键是抓住这个度，掌握好度，脑卒中后也是可以游泳的。

脑卒中患者能泡温泉吗？

每到节假日，尤其是冬日，很多人会选择泡温泉这么一种度假方式，放松心情、缓解工作以及生活压力，但是温泉并非是所有人都能做的选择。患脑卒中后可以泡温泉吗？医生的建议是最好不要！

因为温泉水有热作用，会使得人体的外周血管扩张，血液会集中在外周的血液循环，相应的脑内灌注和压力不够，从而造成

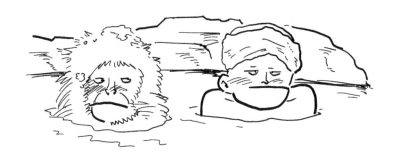

脑梗死再发或者病情恶化，危险性极高。

除此之外，如果患有高血压和糖尿病，也最好不要泡温泉。高温会引发心肌梗死和脑卒中等严重后果；容易引起血压波动；使身体大量失水，血液凝固性增高。糖尿病患者往往会合并有心脑血管疾病，因此，应选择空气通畅的空间泡澡，以避免在过高温度、空气不流通的情况下，由于缺氧引起心肌梗死等心脑血管疾病的意外发生。由于糖尿病患者多数还会并发有神经病变，末梢神经对温度及疼痛的感觉减退，不能准确判断水温是否合适，不慎烫伤时又不能及时感知到疼痛，容易延误治疗。

但是，如果温泉水的温度不是那么高，可以在控制时间和次数的条件下泡一会儿，在这个过程中一定要有陪护者，且密切注意患者有无头晕、恶心等症状，一旦出现症状，要立即停止泡温泉，且要注意上岸后的保暖。

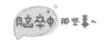

脑卒中后可以坐飞机去旅行吗?

　　随着人民生活水平的提高，有许多人会在"五一"、国庆节等小长假外出游玩。那么，脑卒中后可以去旅行吗？回答这个问题也要考虑不同的情况。如果患者在脑卒中后遵循医嘱长期用药、血压等控制得很好，且平时有一定的功能锻炼，则可以去安全、温度适宜且人流量较少的地方旅行。相反，如果患者的血压处于高值，肢体偏瘫状态严重，则不建议外出旅行。

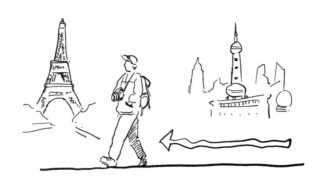

　　外出旅行时大家会选择不同的交通工具，高铁、火车、自驾、飞机等，其中飞机是耗时最少、效率最高的一种交通方式。那么，脑卒中后可以乘坐飞机吗？医生的建议是最好不要，但是并非绝对。

在飞机起飞和降落的时候，由于失重和超重，可能会引起患者紧张和血压升高，从而导致脑卒中的复发，危险性很高。但是如果患者长期服药、症状控制良好，血压等危险因素正常，且有一定程度的功能锻炼，也是可以乘坐飞机的。

生活跨越时区，是否要调整用药时间？

脑卒中根据发病机制分为缺血性脑卒中和出血性脑卒中，不同的脑卒中类型所需要的治疗药物不同，大部分药物只规定每日用量和次数，对于用药时间没有明确的规定（部分药物除外）。

但对于跨越时区的患者，由于时区的变化导致患者的机体代谢发生变化，患者需要适应新时区的作息时间就是我们所谓的"倒时差"。所以在跨越时区过程中要注意用药间隔，以此保证身体的代谢正常，而不能根据新时区的时间用药。适应新时区的作息时间后，再恢复以往的用药规律。

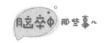

脑卒中患者出门忘带药怎么办?

　　脑卒中患者出院后需要遵医嘱长期规律用药,但是如果出门忘带药,首先就近购药,如所去的地区不能购得所需药品,必要时去相关医疗单位进行检查,遵医嘱调整用药。总之,根据实际情况采取措施,尽量保证自己的用药,避免发生不良事件。

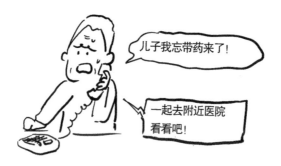

脑卒中后可以有性生活吗?

　　脑卒中后是否可以过性生活,关键是看脑卒中后患者的恢复情况。我们要注意的是脑卒中不影响患者的性功能,如果脑卒中后患者恢复情况良好，半年后是可以有性生活的，但需要节制，同时要注意体位。适当的性生活对身体是有益的，对患者激素的调节、情绪的稳定具有重要意义。但由于性生活会导致患者心率加快，血压增高，剧烈的血压波动容易导致血管痉挛，从而继发脑血管病变。因此，脑卒中患者应避免进行太激烈的性生活。在血压监测正常的情况下是可以进行适当性生活的。

脑卒中患者是否要一年输两次液？

脑卒中患者是否有必要一年输两次液？大部分患者觉得每年输两次液可以有效预防脑卒中，但事实上并没有科学研究表明，规律、定期输液有助于预防脑卒中再发，况且常规点滴药物在体内存留不超过一周，不能够持续半年的药效，所以常规输液治疗实际意义不大。

对于脑卒中患者，关键是长期规律服药，改变生活方式，加强锻炼，控制体重，同时长期监测血压、血脂等指标，达到预防脑卒中再发的目的。

第七章 脑卒中的康复治疗

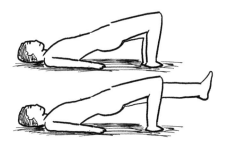

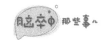

康复治疗有必要吗?

　　康复治疗的目的在于提高脑卒中患者的生活质量，恢复独立生活、学习和工作的能力，使残疾人能在家庭和社会中过有意义的生活。全面康复治疗，不仅涉及医学科学技术，而且涉及社会学、心理学、工程学等方面的技术和方法，旨在加速人体伤病后的恢复进程，预防和减轻其后遗的功能障碍程度，尽最大可能使病、伤、残者重返社会。康复治疗指综合协调、应用各种措施，以减少病、伤、残者的躯体、心理和社会的功能障碍，发挥病、伤、残者的最高潜能，提高生存质量。

　　脑的可塑性理论和大脑功能重组理论是中枢神经系统损伤后康复治疗的重要理论基础，二者主要通过神经突触的可塑性和运动再学习来实现。脑卒中后早期康复治疗可以通过大脑皮质传递神经冲动，促使大脑潜伏通路和突触的启用，通过反应性的突触形成和突触的侧枝芽生，使临近失去神经支配的组织重新获得支配，重建神经反馈通路，从而实现靠近损伤部位大脑皮质的功能重组。此外，早期康复治疗可以增加脑血流量，改善脑组织缺血、缺氧状态，挽救缺血半暗带，对于脑功能重组具有重要意义。

　　如果患者不进行正规的康复治疗，而是盲目锻炼，运气好可以恢复部分功能；可是大部分患者不仅未使功能充分恢复，反而使肢体功能障碍更加严重，形成典型的"挎筐手""画圈腿""蹭地脚"等，并且由于韧带粘连钙化、关节骨化等病理进展，这些肢体功能严重缺失，变得无法恢复了。

肢体功能的进一步缺失，造成患者躯体上极大的痛苦，关节活动时，可伴有强烈的疼痛。原来能做到的事，比如，自己用勺吃饭，变得越来越困难。这些改变还会让人的情绪变得极度糟糕，容易焦虑、狂躁、抑郁、丧失信心，不听家人劝阻，拒绝到医院进行系统诊疗，从而给个人、家庭和社会带来沉重的负担。

因此，脑卒中患者需要及早、正确地进行康复，加快肢体、内脏功能的恢复，健康地回归生活，回归社会。

脑卒中后什么时间开始康复治疗？

早期积极康复治疗对肢体功能恢复和减少继发障碍作用较大，优于单纯药物治疗。因此，对脑卒中患者的治疗，在常规药物治疗的基础上，应早期辅以康复治疗，只要充分掌握脑卒中早期康复的条件，并对危险因素进行严密监护，早期康复不会导致病情加重及再发。

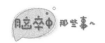

　　目前，康复医学专家普遍认为，只要急性脑卒中患者生命体征稳定，神经系统症状不再进展，发病后48小时即可开始以运动为主的康复治疗。一般来说，缺血性脑卒中发病1周后、出血性脑卒中发病2周后即可进行康复训练。在重病初期，患者的大部分时间都是在床上度过的，因此，及早进行良好的体位摆放，采取正确的卧位非常重要。这些卧位的方式可以预防或减轻痉挛，防止日后会出现严重影响康复进程的并发症，如肿胀、肌肉挛缩、关节活动度受限等。

　　当患者稍微可以自主运动的时候即可开始第二阶段康复训练。此阶段的康复训练通常是多项治疗同时进行，比如，神经促通技术、物理治疗、作业治疗、中医康复治疗。绝大多数患者经过这个阶段的训练后可达到很好的效果。

　　家庭康复治疗是针对第二阶段已经恢复的现状进一步恢复其功能，锻炼患者独立进食、行走等自理能力，使其更快地恢复正常生活。

脑卒中康复的方式有哪些？

1. 运动疗法

　　主要是利用物理学中的力学因素，以徒手以及应用各种器械进行肢体运动功能训练来治疗患者，恢复或者改善神经功能障碍，包括各种神经促进技术的手法治疗、康复机器人训练、关节持续被动运动及等速、平衡、减重训练等。

2. 作业疗法

从日常生活活动、职业劳动、娱乐活动中选取一些作业（通过专门的训练、游戏、文娱活动、集体活动等，促进感觉运动技巧的发展，掌握日常生活技能，提高生活自理能力），有目的性、针对性地对患者进行训练，以缓解症状和改善功能的一种治疗方法。主要包括日常生活能力训练、手指精细功能训练、就业前技能准备训练等。

3. 言语治疗

通过各种手段对有言语表达障碍的患者进行针对性治疗，包括吞咽障碍治疗、失语症治疗、构音障碍治疗。治疗手段一般是言语交流训练，或者是借助于其他交流工具替代设备，如言语交流板、交流辅助手册、手势语等。

4. 物理治疗

应用力、电、声、水和温度等物理学因子来治疗患者疾患的方法，包括高频治疗、中频治疗、低频治疗、磁疗等。其可治疗炎症、疼痛，兴奋中枢神经以及肌肉，调节人体自主感觉神经，调节内脏免疫功能，松解粘连，有效软化皮肤瘢痕，改善瘫痪、痉挛和局部血液循环功能障碍。

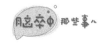

5. 推拿疗法

①作用原理：平衡阴阳，扶正祛邪，整骨复位，活血化瘀，强筋壮骨，通利关节，舒筋活络。

②作用机制：

——推拿手法既可兴奋神经功能又可以抑制过于亢奋的神经活动，对神经和器官功能有双向调节作用；

——增强机体的免疫能力；

——改善血液和淋巴循环；

——镇痛和止痛；

——正骨和复位；

——修复创伤组织；

——防止组织萎缩和关节僵硬。

③临床应用：对内、外、妇、儿均可应用，常用于骨伤康复、脑血管病、脑外伤、脑瘫、截瘫的康复，都有很好的效果。

6. 针灸疗法

针灸疗法是用针法和灸法通过刺激经络和穴位，从而调整人体脏腑功能来治疗疾病。

①作用原理：针灸作用于人体的经络或腧穴，可以起到平衡阴阳、调畅气机、扶正祛邪、疏通经络、调和气血的作用。

②作用机制：

——功能调整作用，针灸对人体脏腑功能有双向调节作用，对人体的整体和局部功能均具有良好的调节作用；

——增强免疫作用；

——镇痛作用。

③临床应用：

——运动功能障碍（如脑卒中、脑瘫、脑炎、脑膜等后遗症）、多发性神经根炎、重症肌无力、面神经麻痹、面肌痉挛、外伤性截瘫等；

——疼痛类疾患，如风湿类疾患、肩关节病、肩周炎、颈腰椎病等；

——神经精神类疾患，如小儿精神发育迟滞、癫痫、精神分裂症、阿尔茨海默病等；

——其他，如内、外、妇、儿科疾病。

7. 拔罐疗法

拔罐疗法是以罐为工具，利用燃烧、蒸气、抽气等造成负压，使罐吸附于施术部的穴位，发生温热刺激，使局部发生充血或瘀血现象，从而达到治疗目的的一种常用外治法。方法有留罐、走罐、闪罐、留针拔罐、刺络拔罐等。作用为扶正祛邪，调整阴阳；疏通经络，宣通气血；祛湿逐寒，通利关节；预防保健。治疗原则为就近拔罐、远端拔罐、特殊部位拔罐。

8. 药物治疗

以营养神经、改善脑功能的药物为主。

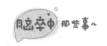

9. 康复工程

通过应用现代工程学的原理和方法为患者设计、制作假肢、矫形器、自助具和进行无障碍环境的改造等，以恢复、代偿或重建患者的功能，为回归社会创造条件。

10. 心理康复

心理康复是运用系统的心理学理论与方法，从生物—心理—社会角度出发，对患者的损伤、残疾和残障问题进行心理干预，以提高残疾患者的心理健康水平。心理康复对于帮助残疾人恢复身体功能、克服障碍，以健康的心理状态尽量平等地参与社会生活具有十分重要的意义。这种意义主要体现在以下三个方面：

①心理康复可防治由于身体或心理原因而出现的人格变化，这种变化可能会伴随其后的人生历程。人格变化可能导致生活危机或其他精神危机，需要心理干预才能使患者能够面对现实和未来发展。

②残疾人的一些生理功能异常或障碍，如肌肉痉挛等也可以使用心理方法加以控制。

③残疾人由于身体损伤导致的功能或运动障碍（如移动困难、活动不便或语言障碍等）会产生情绪和其他一些心理变化，这些均需要以心理康复保持健康。

偏瘫怎么治疗?

患者在生命体征稳定时开始每日训练计划，训练时动作应平稳轻柔，每个动作重复的次数因人而异，以患者稍感疲劳为度。

治疗师坐在患者前面喊口令并与患者同做，场地选择治疗室或开阔、空气流通的地方为宜。

1. 头、颈及肩部运动

患者坐位，运动时保持身体直立，两脚平放在地板上，膝盖稍微分开，头向下弯，尽量使下颌贴近胸部，然后仰头到能看到天花板为止；头侧弯，头侧向右肩，使右耳贴近右肩，然后向左做一样的动作；耸肩，肩向前后转动；展肩，双肩一起向后拉，使胸部挺出，然后前弯使背部弓起；十指交叉，两手相握，患手拇指在上，然后双手高举过头，肘关节伸直，先移向右，再由后向左；双上肢水平前伸，先左手向右旋转后，右手再向左旋转；双手手指交叉放在右膝上，然后双手上举至左肩，再将双手放左膝，上举至右肩；弯曲双肘，双手手指交叉放在胸前，将手腕向左右弯；把患手放在患腿上，掌心向上，健手将患手拇指的根部左右移动，其余手指上下移动，然后将掌心转向下，慢慢拉直每一只受累的手指；把拇指和其他手指分开再合起来。

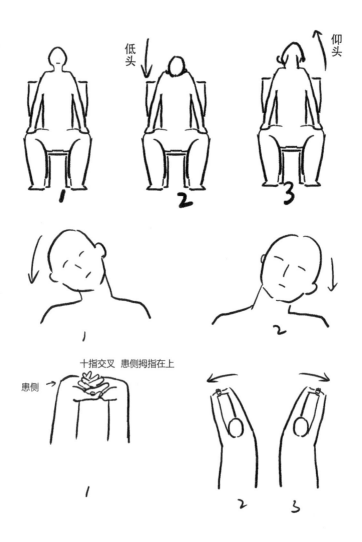

低头

仰头

十指交叉　患侧拇指在上

患侧

2.躯干、臀部、腿部及足的运动

把身体的重心移向右边，以提起左臀，然后移向左边提起右臀；慢慢把上半身向前弯，然后把脊柱伸直到正常坐姿；抬起右腿后放下，然后左腿做同样的动作；向前伸腿，若有必要用健足来帮助患足；把左右足向两侧移动，然后移回原位；让足跟触到地面，足尖向上抬起；交叉双腿，患腿在上，足踝处做上下和顺逆时针方向动作，如果动作不能完成可把患脚交叉放在健腿上，用手转动足踝。

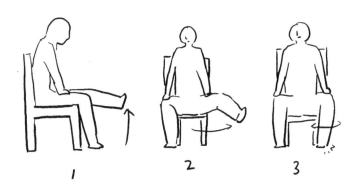

3.床上运动

仰卧位，双膝稍微弯曲，双手交叉握住，前伸，把头和双手向同一侧转动，髋部随着转身，另一边重复同样的动作；两手放在身体两侧，双足向下压，把臀部抬起，不要弯曲背部；把弯曲的双膝并拢，臀部和双膝左右侧转动；把患膝慢慢放平，不要让

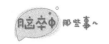

膝部突然倒下，接着再慢慢靠向健腿；患腿膝盖抬向胸部，再慢慢放下，另一条腿重复同样的动作。

有研究显示，脑卒中患者早期开始做这套动作，有利于偏瘫肢体的功能恢复，这套动作较为全面地概括了偏瘫肢体的恢复运动。但是针对不同的病情，它还有一定的局限性，使用时可以根据患者的实际病情斟酌增减。

脑卒中后怎么摆放肢体有利于恢复？

1. 仰卧位姿势

患侧上肢：肩胛骨尽量向前伸、往上提，在肩胛骨下面垫个软垫；肩关节向外展，与身体构成45°角；肘关节、腕关节伸展，掌心向上；手指伸展略分开，拇指外展。

患侧下肢：在腰和髋部下面垫个软垫，髋关节稍向内旋；膝关节稍弯曲，膝下可垫一小枕头；脚底不要去触碰任何东西。

2. 患侧卧位

患侧上肢：肩向前伸，前臂往后旋，使肘和腕伸展；手掌向上，手指伸开。

下肢：健侧在前，患肢在后；患侧屈膝；脚掌和小腿尽量保持垂直。

3. 健侧卧位

患侧上肢：肩向前伸，肘和腕关节保持伸展，腋下垫个软枕，使肩和上肢保持外展。

患侧下肢：髋略屈，向前挺，屈膝，稍稍勾起脚尖。健侧肢体可以自然放置。

脑卒中后要康复锻炼多久？

目前阶段，人类用于治疗脑卒中的药物，只是预防脑卒中的发作或是复发，而对已经形成的后遗症帮助不大。但大多数脑卒中后遗症的患者，经过正确的锻炼，都可以得到良好的恢复，大多数人在1年内会得到较好的康复。

大约有70%以上的脑卒中患者，会留下或多或少的功能障碍，也就是说我们所说的后遗症。其中大概有30%的患者会有重度残疾，生活不能自理而需要他人进行照顾。大多数脑卒中患者只是在发病初期症状较重，暂时产生偏瘫的现象，但经过康复锻炼之后，在1年之内，都会得到较好的恢复。其中下肢的恢复较快，超过一半的患者在3个月左右，就可以通过拐杖或是助行器等重新站

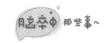

立并移动。上肢的功能恢复得比下肢慢一些，通常在6个月左右运动功能才可以部分恢复，而手部的运动则需要1年左右才可以。如果语言能力发生障碍，可能要在很久之后才能理解句子的意思。而表达能力，一般在理解能力逐渐恢复之后才会好转。也就是，患者先听懂才能组织语言进行表达。

这种康复所说的并不是完全的痊愈，只是说从偏瘫到扶墙站立，或是从站立到借助器具可以缓慢行走。比较大的肢体动作通常会恢复得快，而精细的运动则需要更长的时间。想达到彻底"恢复如初"的状态，需要漫长时间的锻炼。很多患者都认为，脑卒中后3～6个月是恢复的"黄金期"，超过1年还没恢复就没指望了。其实并不是这样，所谓的"黄金期"，只是说在这个阶段恢复的进展比较快，之后的进展会慢一些，但并不会停下来。当大脑神经受损之后，依靠其他正常的脑细胞可以进行代偿，逐渐恢复功能。

人的大脑可塑性是终生的，也就是说，康复期并不只是1年。随着康复锻炼不断地进行，功能恢复会越来越好。小孩子从出生约到1岁才学走路，2～3岁学说话，4～5岁学会写字，这个学习的过程我们没法加速，只能按部就班地学习。脑卒中之后的功能障碍也是这样，所有的一切，都要从头开始学习才可以。但小孩子学习是正常的状态，而脑卒中是一种病理状态，所以学习的进展会更慢一些，但绝不会停滞不前。

运动障碍常用的康复动作有哪些?

1. 十指交叉握手（Bobath 握手）

Bobath 握手是神经发育促进技术中一种常用的方法，在脑卒中患者的康复治疗中应用广泛。具体方法：双手交叉相握，掌心相对，偏瘫手拇指置于健手拇指掌指关节之上。

Bobath 握手有以下重要意义：

①在偏瘫早期，肌肉力量弱，主动活动少，建议采取 Bobath 握手，肘关节伸直，肩关节前屈，上举，以活动双上肢，从而维持肩关节活动度，防止关节挛缩，防止肩关节半脱位。

②当患者自己在床上移动时或从床上被动转移到椅子上时，尤其是从站立位坐下时，偏瘫手和肩得以保护。

③由于健侧手指使偏瘫手指外展，整个偏瘫手臂的痉挛被减轻。

④两手叉握在一起位于中线，交叉十指的活动改善了感觉和知觉。

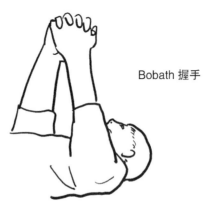

Bobath 握手

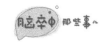

⑤由于两手保持向前，防止了肩胛骨及整个上肢的后缩，使某些运动程序，例如，站立更容易，更不费力。

⑥最重要的是，只要使用简单的手法结合适当的治疗，就可以预防手的僵硬、挛缩的产生。

患者从坐到站，可应用 Bobath 握手带动躯干向前，维持平衡。或者从站到坐，双手交叉相握，肘关节伸直，慢慢屈髋、屈膝坐下，也起到维持平衡的作用。坐位或站立位时，还可采用 Bobath 握手向各个方向活动，增强躯干肌力量，改善平衡能力。

总而言之，Bobath 握手看似简单，但偏瘫患者可以主动、自助活动，防止手的屈曲挛缩，避免腕屈以及前臂旋前畸形，防止肩关节继发性活动受限，还有助于抑制屈肘肌群的痉挛。

2. 桥式运动

桥式运动就是选择性髋伸展运动，是早期床上体位变换训练的重要内容之一，因姿势像"桥"而得名。具体方法是：患者取仰卧位，膝关节屈曲，双足底平踏在床面上，用力使臀部始离床面。助者可用下述方法帮助患者完成该动作：用一只手掌放于患侧膝关节的稍上方，在向下按压膝部的同时向足前方牵拉大腿；另一只手帮助臀部抬起。随着患者的进步，助者可在逐渐减少帮助的同时，要求患者学会自己控制活动，不能让患侧膝关节伸展或向侧方倾倒。

桥式运动能帮助患者增加躯干的运动，一旦患者能熟练地完成，就可以随意地抬起臀部而使其处于舒适的位置，进而减少褥疮的发生，增加关节的控制能力，为以后的坐和站打下基础，防止以后步行时伸髋困难而引起行走不便。急性期也可用此姿势放置便盆和更换衣服。

桥式运动分为双桥和单桥运动形式。患者仰卧，双腿屈曲，然后伸髋、抬臀并保持，则为桥式双桥运动形式；若患者病腿屈曲，伸直健腿，然后伸髋、抬臀并保持，则为单桥运动形式。

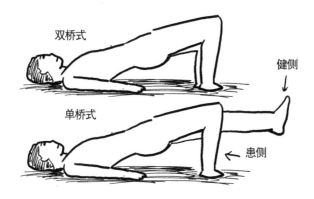

双桥式

健侧

单桥式

患侧

肢体挛缩怎么康复？

脑卒中后肢体挛缩主要采用牵伸技术康复。牵伸的目的是恢

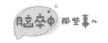

复关节周围软组织的伸展性和降低肌张力，改善关节活动范围，运用外力拉长短缩或挛缩的软组织，做轻微超过软组织阻力和关节活动范围内的运动。

牵伸技术是临床治疗各种软组织挛缩或短缩导致关节功能障碍的常用技术和方法之一，操作简便、安全、有效。该技术是运用外力(人工或机械电动设备)牵伸短缩或挛缩组织并使其延长。利用该技术对短缩或挛缩组织进行治疗，能明显改善这些组织的状态，以达到重新获得关节周围软组织的伸展性、降低肌张力，改善或恢复关节活动范围的目的。适当的牵伸张力可以引起组织有效延长。

目前，临床上常用的关节牵伸支具有限制性支具（如热塑形夹板）和活动支具（包括动态支具、静态进展型支具）。动态支具基于蠕变的原理，蠕变过程中，持续的力不变而逐渐发生位移。关节活动受限一般采用动态支具进行小负荷、长时间持续的牵伸治疗，即蠕变为基础的牵伸。但是动态支具必须连续佩戴12 小时，共需佩戴 7.5 个月，改善成功率不一致、依从性差，皮肤激惹或损害大，可对关节软骨造成不可逆性损害，退行性关节炎发生率高。

脑卒中后在家康复的注意事项

1.训练方案应个体化。训练过程应循序渐进，持之以恒，终身锻炼。

2.环境适宜，避免在有风沙、粉尘、寒冷、炎热、嘈杂的环境中锻炼。

3.锻炼时不应该有任何症状，锻炼次日晨起时应该感觉正常。如果出现疲劳、乏力、头晕等，应该及时就诊。

4.临床病情变化时务必及时调整方案。

5.训练适度，避免运动量太大导致呼吸困难、呼吸不畅。

6.根据患者家庭有限的条件，如椅子、转椅、床栏、墙围、小推车、拐杖等进行辅助和保护。

7.长期卧床的患者忧思少动，可有便秘的发生。应供给富含维生素的蔬菜、蜂蜜、新鲜的水果等。如果发生便秘，可把肥皂削成微型润滑肛门栓或插入开塞露等，必要时口服石蜡油，也可用番茄叶茶饮进行缓泻。

8.患者房间应定时开窗通风，每日2次，以保持房间空气流通。

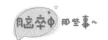

作业疗法的疗效如何？

作业治疗的定义为协助残疾者或脑卒中患者选择、参与、应用有意义的活动，以达到最大限度地恢复躯体心理和社会方面的功能，增进健康，预防能力的丧失及残疾的发生、发展为目的，鼓励他们重新回到社会。作业疗法的日常生活活动包括日常行动、体育运动、游戏等活动；生产性作业活动包括木工、金工、制陶、缝纫、搬运、建筑、机械、纺织、装配作业等活动；娱乐休闲型活动包括手工艺、艺术、园艺活动等。

作业疗法的效果在于：

1. 躯体方面的治疗作用：增强肌力、身体耐力，减轻痛苦和缓解症状，改善关节活动度、躯体调节灵活性、平衡功能，促进感觉恢复，提高日常生活能力。

2. 心理方面的治疗作用：增强独立感，建立自信心，提高成就感、满足感，调节精神和转移注意力，调节情绪，促进心理平衡，改善认知、知觉能力。

3. 职业方面的治疗作用：提高劳动技能，提高职业适应能力，增强患者再就业的信心。

4. 社会方面的治疗作用：可以改善社会交往和人际关系，促进重返社会，增强社会对伤残人士的了解和理解。

物理疗法的疗效如何？

物理治疗学的英文是 physical therapy 或 physiotherapy，缩写为 PT，是研究如何通过功能训练、手法治疗，并借助于电、光、声、磁、冷、热、水、力等物理因子来提高人体健康，预防和治疗疾病，恢复、改善或重建躯体功能的一种专门的医学相关类学科。

从物理治疗学的定义来看，物理治疗可以分为三大类，第一类是以功能训练为主要手段，又称为运动治疗或运动疗法；第二类是以各种物理因子，如电、光、声、磁、冷、热、水等为主要手段，又称为理疗；第三类是手法治疗，手法分为关节松动和推拿。

运动治疗是按照科学性、针对性、循序渐进的原则，最大限度地恢复或改善患者已经丧失或减弱的器官功能，预防和治疗肌肉萎缩、关节僵硬等并发症。其治疗作用主要有以下几个方面：维持和改善运动器官的功能；增强心肺功能；促进代偿功能的形成和发展；提高神经系统的调节能力；增强内分泌系统的代谢能力；调节不良精神和心理问题。

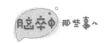

物理因子治疗的作用：消炎、镇痛、抗菌、镇静与催眠、兴奋神经—肌肉、缓解痉挛、软化瘢痕、消散粘连、加速伤口愈合、促进骨痂形成。

语言障碍和吞咽困难怎么治疗？

语言治疗是康复的重要手段，一方面可以对各种语言障碍和交往障碍进行评价、治疗；一方面可以促进交流能力的获得或再获得。方法是治疗人员给予某种刺激，使患者做出反应，正确的反应要强化、错误的反应要加以更正的过程。

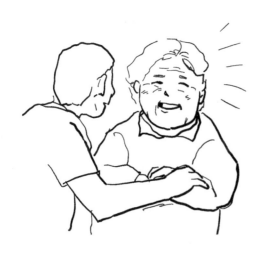

正常的吞咽是一个流畅的动态连续过程，由相关肌肉和关节、神经协调作用下完成的。吞咽困难可通过各方面来影响患者的日常生活，主要表现为喝水呛咳、吃东西慢、咀嚼食物差、

舌头运送差、喉部有梗阻感、反流、进食易疲劳、吞咽疼痛、嗓音异常、口干、流涎、食欲下降、体重减轻等，其中喝水呛咳最常见。吞咽困难经常呛咳使得食物通过声门误吸入呼吸道，会引起吸入性肺炎，甚至威胁生命。还可以导致营养不良、消瘦、口干、脱水等。长期不能经口进食会影响患者的心情。因此，如果不是严重的营养不良和／或误吸入气道，尽可能不插鼻饲管或行胃造瘘手术，以免打击患者的康复信心，严重的后果会因窒息而危及患者的生命。吞咽康复治疗是改善神经性吞咽障碍的必要措施。

吞咽困难要尽早开始康复治疗，其中减少呛咳和误吸是关键。

吞咽困难康复治疗方法：

1.声带喉部按摩：左右按摩喉部声带处，并稍用力上抬舌骨。

2.冰刺激：用冰棉签刺激舌头、腭弓、咽后壁。

3.气道保护训练：让患者深吸气，然后屏气吞口水，吞咽后立即咳嗽。

4.口颜面运动训练：让患者做抿唇、拢唇、鼓腮、咂唇、示齿等动作。

5.舌功能训练：让患者把舌头伸出来，向前、后、左、右运动，也可以用压舌板加点阻力。

6.吸舌器训练：让患者张口，挤压吸舌器的球囊，吸住舌头、内脸颊，向外牵拉。

7.咀嚼训练：让患者一张一合地咬压舌板或者咬胶。

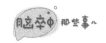

8. 呼吸训练：吹哨子、吹蜡烛、吹呼吸器。

9. 口肌训练：针对流口水、吃东西不好的患者可以进行口肌训练，如吹泡泡、加长吸管等。

10. 吞咽姿势改变：可以让患者低头、仰头或转头后进行吞咽。

11. 吞咽电刺激：进行舌骨下及面部电刺激，同时进行屏气吞咽。

脑卒中患者运动时应注意什么？

脑卒中患者适量的运动可以预防脑卒中的复发，但运动时需要在自己能力范围内循序渐进，持之以恒，不能急于求成。不要进行要求爆发力或过于剧烈的运动，尤其是竞争性强的运动；不要进行大强度的力量训练。每次运动前要有准备活动，运动后要有整理活动。避免运动突然开始，突然停止。

如果气候异常，如炎热或寒冷的天气，应尽量避免室外运动，并适当减少当日的活动量。如果身体状况欠佳，如感冒或有明显的疲劳感等，应暂停运动，不应勉强进行。要在症状和体征消失2天以上才能恢复运动。如果在运动过程中出现胸闷、胸痛、憋气、头晕、无力等不适症状，应立即停止活动。

饭前、饭后 1 小时内不要进行大强度运动。运动后不要立即进行热水浴，休息 30 分钟以上再用温水淋浴。

选择合适的时间进行锻炼，凌晨至上午正是脑卒中的高发时段，过早起床出门锻炼，不但寒冷的天气容易引发脑卒中，而且剧烈的运动会使血液流向四肢肌肉，导致脑部供血减少，更易诱发缺血性脑卒中的发生。

脑卒中后的康复护理内容有哪些？

1. 患者房间的安排布置要点

①为了避免患者偏瘫侧感觉障碍加重，必须创造条件使偏瘫侧受到最大刺激。

②脑卒中患者房间所有活动应尽量安排在偏瘫侧以利于给患者刺激。

③建立方便患者的无障碍设施。

④丰富的环境刺激，包括视觉、听觉、感觉、触觉方面。

2. 患者偏瘫侧卧位时的护理要点

①床铺必须尽量平整。

②头位要固定。

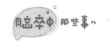

③躯干略为后仰，背部和头部放一枕头固定。

④偏瘫侧肩关节向前平伸内旋。

⑤偏瘫侧上肢和躯干呈90°角，在床铺边放一小台子，手完全放置其上。

⑥肘关节尽量伸直，手掌向上。

⑦偏瘫侧下肢的膝关节略为弯曲，上肢伸直。

⑧健侧上肢放在身上或枕头上。

⑨健侧下肢：保持踏步姿势，放枕头上；膝关节和踝关节略为屈曲。

3. 患者仰卧位时的护理要点

①床铺必须尽量平整。

②头位要固定于枕头上。

③双侧肩关节固定于枕头上。

④偏瘫侧上肢固定于枕头上和躯干呈90°角伸直；肘、腕、指关节尽量伸直。

⑤偏瘫侧臀部固定于枕头上；偏瘫侧上肢也放在枕头上。

4. 患者健侧卧位时的护理要点

①床铺必须尽量平整。

②头位要固定，躯干呈直线。

③躯干略为前倾。

④偏瘫侧肩关节向前平伸。

⑤偏瘫侧上肢放枕头上，躯干呈 100°角。

⑥偏瘫侧下肢的膝关节、臀部略为弯曲；腿和脚放枕头上。

⑦健侧上肢怎么舒适怎么放。

⑧健侧下肢的膝关节、臀部伸直。

5. 患者坐姿的护理要点

①床铺尽量平整，患者背部放枕头，方便倚靠。

②头部不要固定，能自由活动。

③躯干伸直。

④臀部 90°屈曲，重量均匀分布于臀部两侧。

⑤上肢放在一张可调节桌上，桌上置一枕头。

6. 患者从卧位到坐位时的护理要点

①患者要以膝关节屈曲的姿势被移到偏瘫侧。

②患者自行用健侧手撑住床铺。

7. 患者坐轮椅时的护理要点

①背部下方放置一个枕头。

②患者双手前伸，肘放在轮椅两侧的扶手上。

③双足平放在脚托上。

8. 肩关节康复的护理要点

①良肢位的保持是为防止或对抗痉挛姿势的出现，保护肩关节及早期诱发分离运动而设计的一种体位。患侧卧位是康复体位中最受提倡的一种，增加了对患侧的知觉刺激输入，并使整个患

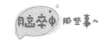

侧被拉长，减少了痉挛。患者平卧，肩外展 60° ~ 90°。

②在肩下垫一小方枕，使肩胛骨垫高。

③手法辅助活动使肩胛骨充分前屈、上举、外展，并向上旋转。患侧上肢伸展持重、卧位时，身体向患侧滚动等，可加强刺激肩关节周围起稳定作用的肌肉，促进其功能的恢复，注意治疗中不要牵拉。

9. 髋关节康复的护理要点

①良肢位：为预防下肢的伸肌痉挛，下肢往往摆放为屈曲位，注意几点：防止髋关节的突然外旋，尤其在软瘫期，如果仰卧位时，下肢突然向一侧倾倒，这样可能会引起内收肌的损伤。

②注意压疮，常易出现的部位如大转子、骶尾部、坐骨结节等。

③积极主动运动：桥式运动，做患肢的屈曲、伸展，防止肌肉萎缩、挛缩的发生。

10. 言语障碍的护理要点

①原则：早期介入、先易后难、坚持不懈。

②训练环境对患者的情绪有极大的影响，创造和提供一个良好的训练环境。

③指导患者在日常生活活动中学习和运用各种交流技术。

④形式要灵活，可充分运用图片、交流板等完成双方的沟通。

⑤鼓励患者表达自己的要求，鼓励患者与家属多交流。

11. 认知障碍的护理要点

①脑卒中后患者可能会出现记忆力、注意力、计算力、定向力、逻辑思维能力的减退，出现失认症、失用症等。

②左侧偏瘫的患者常有偏身忽略，这就需要护理人员在进行护理操作时，尽量在患者的偏瘫侧，将患者急需的物体故意放在患者的忽略侧（脑卒中后对一侧肢体失认，忽略），使其注意力集中在患侧；与患者交谈时站在患者的患侧，多创造患者健侧上肢穿越中线到对侧的活动，逐渐纠正其症状。

脑卒中后如何进行康复评定？

康复评定主要通过访谈、问卷调查、观察、量表评定（运动功能量表、言语功能量表、心理精神量表、生活自理功能量表、社会功能量表）和设备检测。

1. 评定内容

①患者全身状态的评定：年龄、合并症、既往史、主要脏器的功能状态。

②患者功能状态的评定：意识、智能、言语障碍、肢体伤残程度。

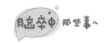

③心理状态的评定：抑郁症、无欲状态、焦虑状态、患者个性。

④患者本身素质及家庭条件的评定：患者爱好、职业、所受教育、经济条件、家庭环境、患者同家属的关系。

⑤对其丧失功能的自然恢复情况进行康复指导。

2. 确定康复目标

康复目标可分为近期目标及远期目标。

近期目标：康复治疗 1 个月要求达到的康复目标。

远期目标：康复治疗 3 个月后应达到的康复目标，如独立生活、部分独立、部分借助、回归社会、回归家庭等。

康复目标必须根据患者情况做出修正，对每位患者每月举行一次评定会议，评定是否达到目标，如果达到则制定新的目标及计划，如果没有达到，要分析其原因，变更目标，修正训练内容。

根据每位患者的功能障碍、能力障碍、社会不利的具体情况制定康复目标。

康复目标要由一个康复小组集体进行制定。

3. 脑卒中的功能障碍评定

（1）脑卒中后的功能障碍：偏瘫、两侧瘫、言语障碍、认知功能障碍与情感障碍等。

（2）脑卒中后障碍的三个层次：

①残损（impairement），有生理、解剖结构和运动功能缺失或异常。

②残疾（disability），个体能力受到限制、缺失或不能正常完成某项任务。

③残障（handicap），个体已不能充分参加社交活动，即人的基本权利活动受到影响。

如何保持脑卒中患者的心理健康？

康复患者在心理上的变化，最明显的是情绪障碍。由于残疾多伴有形象的破坏，因而出现对自我形象的不满意，自卑、羞愧、孤独，不愿参加社交活动，由于自我封闭引起空虚感、孤独感、焦虑、抑郁、悲观、绝望甚至自暴自弃，失掉康复的信心，出现各种躯体不适感和疼痛症状。抑郁严重时，可以有厌世和轻生的行为。

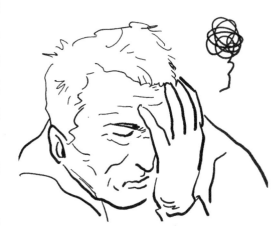

通过康复心

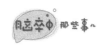

理干预，让患者及其家庭对由疾病带来的改变，更容易适应和做出调整。患者认识到疾病带来的后果，改变病前已形成的行为处理方式，重新审视和构建新的人生观和价值观。躯体和精神的严重疾病，会改变患者的内心世界，会影响他们生活的各个方面，功能的丧失会动摇他们长期拥有的个人认知和定位，患者要学会新的情绪和认知管理技能，运用到现实的人际关系模式中，修正人际关系，适应功能已经丧失的现状。而与患者相关的人（家庭成员、朋友、同事等）也需要适应这个现状，度过对此的情绪反应，有效地调整，改变以往的交流和共处方式。

患者应该保持一个积极治疗的心态，不要灰心丧气。患者得病后，小到他在家庭成员、同事、朋友中的关系发生了变化，大到在社会生活、工作中的情况也会发生变化。有的患者担心自己不久于人世，会变得不自信、恐惧、害怕。希望患者要积极克服消极的思想，要预想疾病会往好的方向发展。有研究显示，如果总是往消极的方向预想就会给患者带来很重的精神负担，长期处于这种精神负担之下，人体的免疫功能就会低下，患病的机会就会增加。如果患者能消除消极思想而做出最乐观的预测的话，就可以改变对同样一件事情的态度，消除自己悲观、焦虑的情绪，事情反而往好的方向发展。比如，因为脑卒中患者的肢体暂时出现了瘫痪，此时不要过分着急，不要不停地想："我瘫痪了以后生活怎么办？"，而应该制定计划，一步一步地进行康复训练，逐渐恢复肢体功能。

脑卒中后，患者可能有肢体残疾，或者脑力活动的下降，不愿与外界交流，变得与人隔绝、闭塞，很容易产生厌倦情绪。家人要给予脑卒中患者生理和心理上的关怀，尤其应加强对患者的心理支持。家人平时要多与患者沟通、交流，谈话时要维护其自尊心，一些不适合患者听到的话语要避开。同时，还要鼓励患者多外出参加集体活动，提高他们在家庭或其他组织群体中的地位，让他们感受到别人的尊重，减轻其自卑心理。

提倡社会不要歧视脑卒中患者，为他们创造更多便利的公共设施，方便这些患者的社会功能康复。患者如果因为生病不能工作，减少了与原来的朋友、同事的交往，提倡参加新的社区活动，结识新的朋友，避免出现孤独感，从而减少精神障碍的发生。有研究发现，良好的友谊关系，不但可以使患者有情感上的支持，也可以防止社会功能的减退。

如何为重度脑卒中患者进行心理疏导？

偏瘫患者中焦虑状态较为多见，表现为持续存在的恐惧、烦躁、激怒、紧张不安等，并常伴有自主神经功能紊乱。焦虑和抑郁一样，

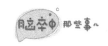

直接影响患者的神经功能康复和生活质量，因此需要及时发现，积极干预。

1. 支持性心理治疗

①耐心听取患者的倾诉，诱导和帮助其改变错误的认知和评价。

②医生和家属在生活和治疗中要给予患者耐心、细致的照料和关心，增加其战胜疾病的信心。

③行为干预：纠正患者生活中的不良习惯，尤其要戒烟酒，并引导合理膳食，均衡营养。积极参加力所能及的文体活动，包括听音乐、下棋等，能迅速减轻焦虑。

2. 药物治疗

①一般采用短效的安眠药（苯二氮卓类药物），如阿普唑仑、劳拉西泮等。精神性药物的剂量和服药方式需个体化调节，剂量应小且不宜长期服用，必须在专科医生指导下服用。

②中药治疗：可采用镇静安神、养血营心的药物，如甘麦大枣汤、归脾汤之类。

3. 其他治疗

①生物反馈疗法：借用生物反馈治疗仪的监测与反馈，帮助患者进行放松和情绪调节训练，最后达到即使没有反馈仪的帮助，也能运用放松技术很快缓解焦虑的状态。

②颅磁刺激及经颅微电流刺激疗法，对患者的焦虑也有一定

的治疗作用。

③放松训练：患者要放松心情，并舒适地坐在椅子上，做深呼吸运动和全身肌肉放松训练，每日2～3次。经过反复多次训练后可形成条件反射，做到运用自如。

④头针、耳针及针灸肝经腧穴也可以治疗焦虑。

脑卒中患者心理改变的因素有哪些？

受认知活动的影响：否认、偏见、偏信、依赖、固执、宿命感。

受情绪影响：焦虑、恐惧、抑郁、愤怒。

受人格影响：对挫折、残疾和病痛的反应强度，以及对不幸遭遇的态度。

受应对方式的影响：社会对患者的态度、家庭的态度、企图保障个人利益、社会性干扰、缺乏社会支持系统。

受医源性因素的影响：医务人员的态度简单、生硬会使残疾人产生焦虑、悲观，滋生疑病观念；治疗操作粗暴、草率或不熟练，增加了患者本来可以避免的痛苦，使患者惧怕手术、不愿注射等，形成康复医疗中的心理阻力；药物治疗的程序复杂，时间太长，康复工具设计笨重，使用时不舒服，都会使患者放弃或中断治疗，

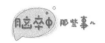

以致达不到康复的结果。

脑卒中患者后期健康状态的表现

脑卒中患者后期健康状态的表现在一定程度上可以归结于患者的康复结局，"康复结局"意味着与所接受治疗的因果关系。尽管康复可以改善患者生活质量的某些方面，但这并不是说医疗康复一定会对患者的生活产生巨大、全面的改善或承担这方面的责任。尽管我们关心患者的整体生活质量，但医疗康复主要针对与健康相关的生活质量部分。

区分开生活结局和治疗结局的概念，是对康复结局达成共识的基础。医疗结局一词意味着与前述治疗以及影响患者功能或健康的联系；康复结局是与康复治疗有关的功能或生活的一个方面，而不是自然恢复和适应（退化）的作用结局，这种作用在没有专业康复医疗的情况下也会出现。

一般通过康复评定的结果，确定康复结局。不同的评定方法、不同的结论、不同的角度进行评定，会得出不同的结论，主要看功能障碍恢复、生活自理及回归社会的情况。